U0879108

A Practical Guide for Clinical Diagnostic Skills

临床诊断学技能训练指导

第 2 版

主　编　余　江　孟卫东　王昊飞

北京大学医学出版社

LINCHUANG ZHENDUANXUE JINENG XUNLIAN ZHIDAO

图书在版编目（CIP）数据

临床诊断学技能训练指导 / 余江，孟卫东，王昊飞主编．-- 2 版．-- 北京 ：北京大学医学出版社，2025．8．-- ISBN 978-7-5659-3330-1

Ⅰ. R44

中国国家版本馆 CIP 数据核字第 202542GU79 号

临床诊断学技能训练指导（第 2 版）

主　　编：余　江　孟卫东　王昊飞

出版发行：北京大学医学出版社

地　　址：（100191）北京市海淀区学院路 38 号　北京大学医学部院内

电　　话：发行部 010-82802230；图书邮购 010-82802495

网　　址：http://www.pumpress.com.cn

E-mail：booksale@bjmu.edu.cn

印　　刷：北京金康利印刷有限公司

经　　销：新华书店

责任编辑：高　瑾　　**责任校对：**靳新强　　**责任印制：**李　啸

开　　本：889 mm×1194 mm　1/16　**印张：**4　**字数：**118 千字

版　　次：2025 年 8 月第 2 版　2025 年 8 月第 1 次印刷

书　　号：ISBN 978-7-5659-3330-1

定　　价：38.00 元

版权所有，违者必究

（凡属质量问题请与本社发行部联系退换）

编者名单

主　编　余　江　孟卫东　王昊飞

副主编　江　汕　区燕华　袁　超　吴　鸿　刘道洪　刘建东

编　委（以姓名汉语拼音为序）

蔡隆梅　南方医科大学南方医院放疗科
陈戈煜　南方医科大学南方医院临床医学系
陈金玉　南方医科大学南方医院神经内科
杜娟花　南方医科大学南方医院心血管内科
江　汕　南方医科大学南方医院临床医学系
赖伟男　南方医科大学南方医院风湿免疫科
梁鸿彬　南方医科大学南方医院心血管内科
林　韧　南方医科大学南方医院血液内科
刘道洪　南方医科大学南方医院教务处
刘建东　南方医科大学教学发展中心
孟卫东　南方医科大学南方医院临床医学系
区燕华　南方医科大学南方医院临床医学系
戎晓祥　南方医科大学南方医院肿瘤内科
施志敏　南方医科大学南方医院全科医学科
王昊飞　南方医科大学南方医院胸外科
王媛媛　南方医科大学南方医院肿瘤内科
王植治　南方医科大学南方医院胸外科
吴　鸿　南方医科大学南方医院呼吸与危重症医学科
肖冠华　南方医科大学南方医院呼吸与危重症医学科
谢　迪　南方医科大学南方医院肾内科
谢　芳　南方医科大学南方医院消化内科
许文伟　南方医科大学南方医院内分泌科
燕　群　南方医科大学南方医院消化内科
杨　丽　南方医科大学南方医院肾内科
余　江　南方医科大学南方医院普外科
袁　超　南方医科大学南方医院神经内科
袁　璐　南方医科大学南方医院呼吸与危重症医学科
曾庆春　南方医科大学南方医院心血管内科
郑维扬　南方医科大学南方医院临床医学系

第 2 版前言

临床诊断学是由基础医学过渡到临床医学的一门重要课程，除了理论课外，临床技能课也占了很大比重。只有学会如何接触患者，正确处理医患关系，掌握诊断疾病的原理和方法，正确地进行体格检查、搜集和分析临床资料，才能为患者做出正确的诊断和治疗。

为了加强临床医学生基本诊断学技能及临床思维能力的训练，特编写《临床诊断学技能训练指导》。本教材参照全国高等学校教材《临床诊断学》和《诊断学》等编写，适合临床医学专业五年制、八年制及其他医学专业学生学习临床诊断学时使用，同时可供临床教师参考。

体格检查技能是本教材的重点，也是临床医学生和临床医生最基本的临床操作技能之一，其手法的规范性直接影响诊断的正确性。希望同学们在训练中参考本教材，认真练习并熟练掌握体格检查基本技能。病历书写在行医生涯中亦是至关重要的技能之一，本教材附有完整病历书写模板，供同学们在临床诊断学学习中和临床实习期间练习病历书写时参考。

编　者

2025 年 6 月

目　录

第一章 一般状况检查

视频 1 视频 2

一、教学目的

1. 掌握体格检查基本方法：视诊、触诊、叩诊和听诊。
2. 掌握生命体征、皮肤、淋巴结检查方法。
3. 认识检查项目的正常状态和特征。
4. 了解全身状态异常体征的临床意义。

二、教学要求

1. 复习教材中相关内容，熟记全身基本状态、皮肤、淋巴结的正常情况和正常值。
2. 正确使用体温计、血压计、听诊器、手电筒等检查器具。
3. 认真观看教师的示教：主要是叩诊基本方法、生命体征等全身基本状态检查的示范。
4. 备好工作服（白大衣）、听诊器。体温计、血压计、手电筒、棉签、卷尺、直尺、标记笔、叩诊锤等器具由临床技能培训中心准备。

三、教学方法

1. 课前预习时，先看体格检查录像的“一般状况检查”部分。
2. 观看教师的示范手法。
3. 两人一组，按示范要求练习本次各项体检内容。
4. 分组练习时，由教师纠正其错误手法。
5. 按病历书写规范写出本次检查记录。

四、基本教学内容

（一）熟悉体格检查常用的器具和物品

常用的器具有血压计（水银血压计、电子血压计、机械式血压计）、听诊器（自备）、叩诊锤、体温计、手电筒、卷尺、直尺（2 支）、棉签、标记笔等。

（二）上课要求：注意仪表、位置和态度

1. 仪表：要穿白大衣进病房或训练室，仪表端庄，手机应关闭或置于静音状态。
2. 位置：被检者卧位时，检查者站于其右侧；被检者坐位时，检查者坐于其对面，双腿自然置于被检者的一侧。除检查的手外，检查者肢体尽量不与被检者接触。检查者在病房不能坐于病床上或靠墙。
3. 态度：体格检查不是单一的为患者检查身体有无病变，而是在检查患者机体的过程中与其进行

必要的交流，了解患者的反应。与患者的良好沟通能力不但对诊治工作有很大帮助，也体现了医生对患者的人文关怀。无论在病房还是在训练室，对待被检者要诚恳、和蔼、体贴，不能嬉笑、训斥和做与检查无关的事情。

（三）体格检查基本方法练习

体格检查基本方法有视诊、触诊、叩诊、听诊和嗅诊，重点练习间接叩诊方法。

1. 视诊：通过观察被检者的意识状态、表情、面容、形态、颜色及功能等来判断其是否有病态。平时要多观察正常情况，不断提高肉眼辨别能力。

2. 触诊：是用手的触摸或按压来判断被检者的温度、湿度，某些部位是否存在病理性波动、颤动、摩擦感及包块，器官的形态、大小、硬度等是否发生变化，有无触压痛。触诊的重点是腹部，主要是腹部浅部触诊法和深部触诊法（滑行、双手、深压、冲击触诊法）。教师示教后，学生主要练习腹部触诊基本方法，其具体方法在各部位检查中再重点练习（图 1-1 至图 1-3）。

3. 叩诊：叩诊有三种方法：①用手指叩击体表某部（用直接叩诊法或间接叩诊法），利用其含气量的多少而产生不同的声响及指下的振动感觉来判断某器官的界线、大小、形态及状态，体腔是否有异常积水或积气；②用手或叩诊锤叩击被检部位，了解是否有疼痛反应（如了解肝、肾区有无叩击痛）；③用手或叩诊锤叩击被检部位，观察神经的反射情况（图 1-4 至图 1-6）。

主要练习间接叩诊法。要求熟记叩诊口诀：“**一接四起，放平贴紧，腕指灵活，快打快起**”。叩诊应有适当节奏，不可过快，每一部位每次叩诊只需连续叩击 2 ～ 3 下，可以连续叩诊 2 次。叩击时，右手中指应迅速抬起离开板指。叩诊力度应均匀适中，以便于对比。叩诊应从容进行，不能过急或过缓，应仔细分辨音响变化，同时应注意叩诊时板指下产生的振动感觉的差异。

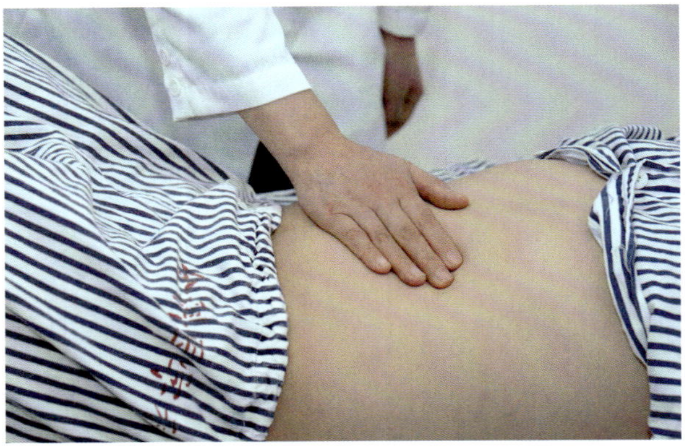

图 1-1 浅部触诊法

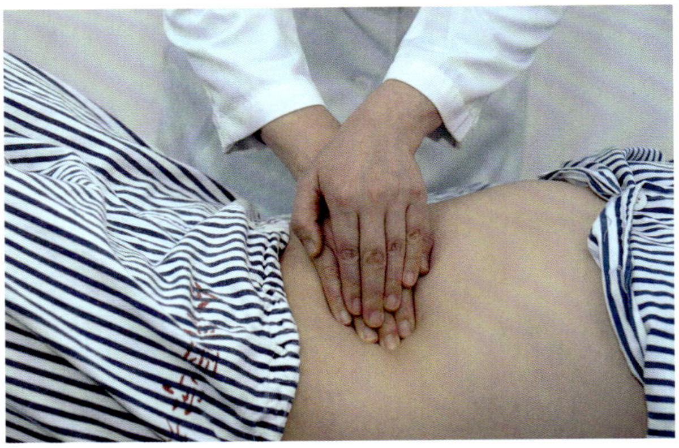

图 1-2 深部触诊法

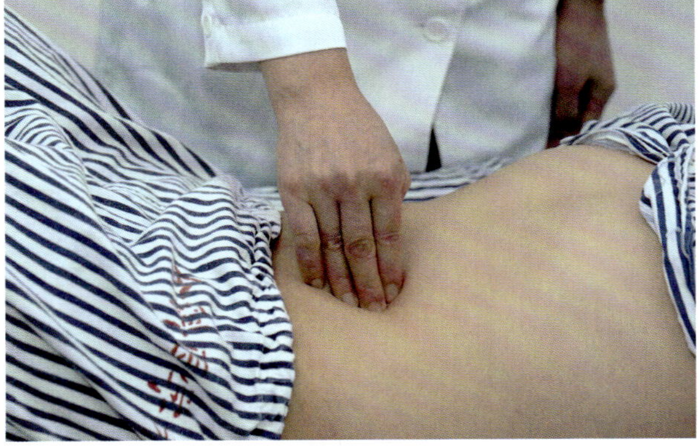

图 1-3 冲击触诊法

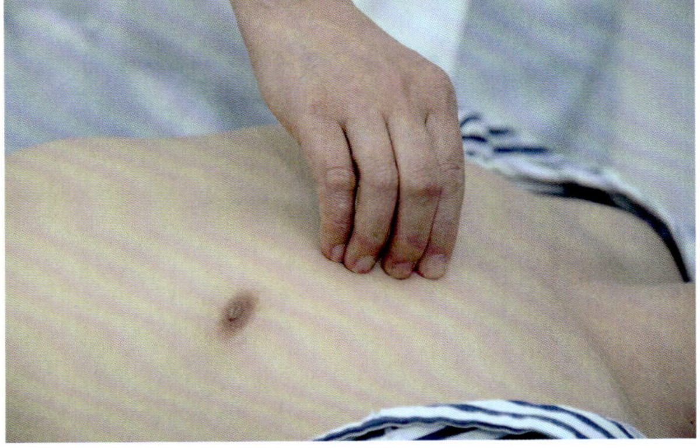

图 1-4 直接叩诊法

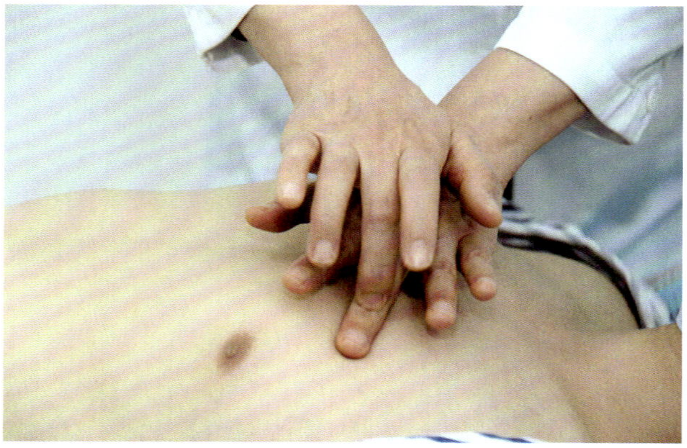
图 1-5　间接叩诊法 1

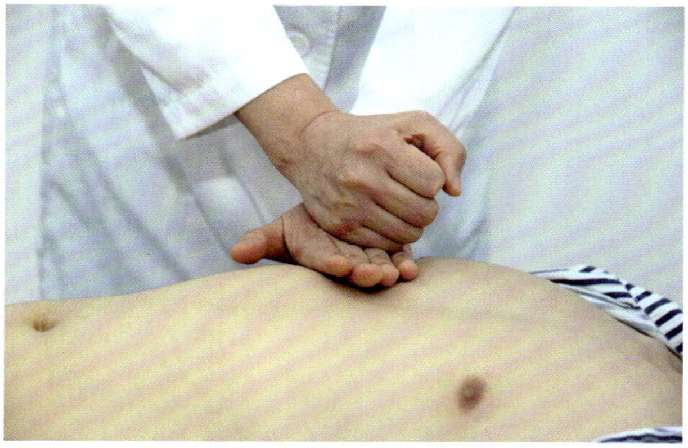
图 1-6　间接叩诊法 2

4. 听诊：分直接听诊法和间接听诊法，重点是间接听诊法。要熟悉听诊器各部件的名称和用法。学生练习用听诊器听自己的呼吸音、心音和肠鸣音（图 1-7）。

5. 嗅诊：是用嗅觉了解患者或从患者身体排泌出的某些物质的气味而协助诊断的方法。平时要注意判断各种不同的气味，如狐臭味、烂苹果味、尿味、大蒜味、腥臭味等。

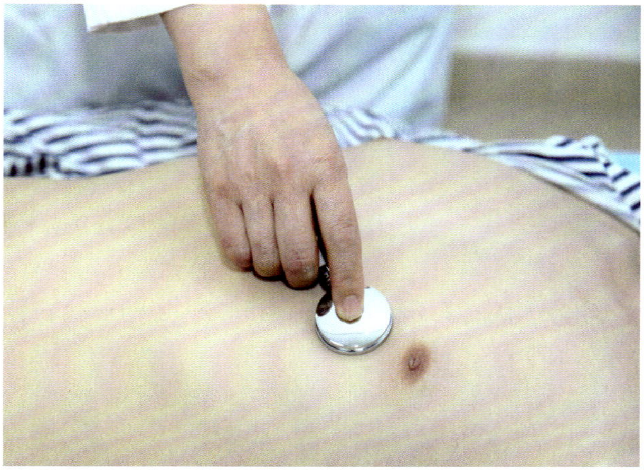
图 1-7　听诊

（四）全身状态检查

1. 体温：体温有口测法、肛测法及腋测法三种测量方法，练习时用腋测法。测量前移走附近冷热物体，擦干被检者腋窝。取体温计，先检查体温计内水银柱是否已甩至 35℃以下，然后将体温计头端置于被检者腋窝深处，紧贴皮肤，用上臂将体温计夹紧。10 min 后取出体温计，读取度数，并作记录（图 1-8）。

2. 脉搏：检查脉搏时手指并拢，以示指、中指和环指指腹平放在被检者右桡动脉近手腕处，计数 1 min 脉搏搏动次数，观测脉律，检查有无交替脉、奇脉等（图 1-9）。对比两侧桡动脉血管壁的紧张度、脉搏强弱，还可选用肱动脉、颈动脉、股动脉及足背动脉进行检查。

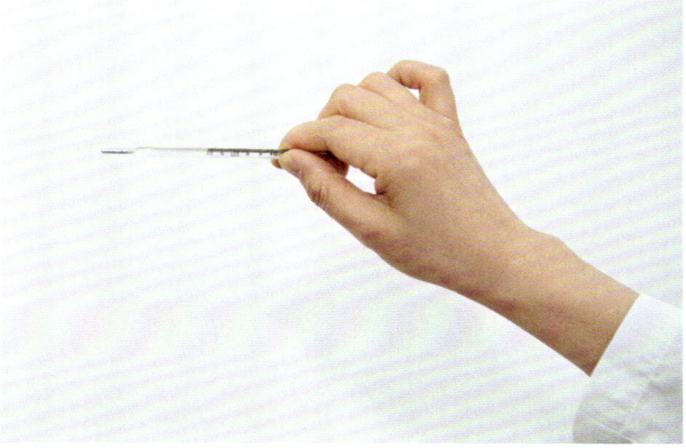
图 1-8　测体温

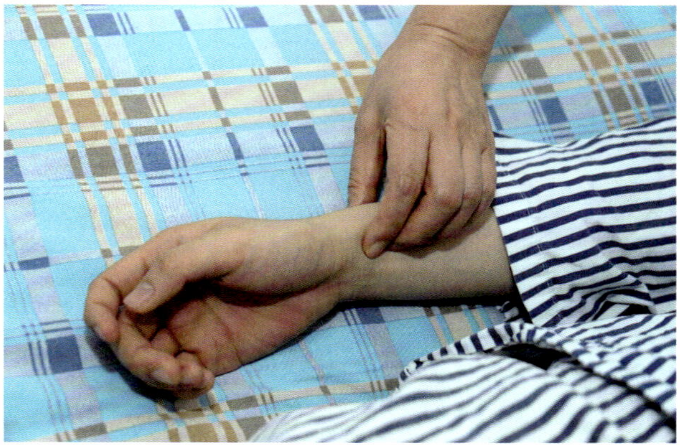
图 1-9　测脉搏

水冲脉检查：检查者紧握被检者手腕掌面（桡动脉处），平卧位检查时将其前臂高举，坐位检查时应使其前臂抬高过头，感觉桡动脉的搏动，如有如水冲样的脉搏跳动即为水冲脉（图 1-10）。

3. 呼吸频率：观察并计数胸廓（有的也可以观察腹壁）起伏的频率，计数 1 min，即为呼吸频率。

4. 血压：用水银血压计、电子血压计或机械血压计（袖带绑扎）间接测量右上臂血压。测量血压要按下列规范操作。

（1）检查血压计：要检查血压计管道、气囊有无破损。用水银血压计测量血压时，首先要检查血压计水银柱是否在“0”点，水银柱中间有无气泡，其他各部件功能是否正常。

（2）被检者体位：被检者取坐位或仰卧位，右上肢裸露，伸直，仰卧位时右上臂轻度外展（约 45°），肘部和血压计置于心脏同一水平（坐位时平第 4 肋软骨，平卧位时平腋中线）。

（3）缚扎袖带：袖带均匀紧贴皮肤（一般以能伸进 1 指为宜）缚于上臂（充气皮管向下），袖带下缘距肘窝（横纹）以上 2 ～ 3 cm，袖带中央位于肱动脉表面。

（4）确定听诊部位：将听诊器膜式体件置于肘窝部肱二头肌腱内侧的肱动脉处，准备听诊（不宜将体件塞在袖带下）。

（5）注气和放气：右手以均匀节奏向袖带内注气，边充气边听诊，待动脉搏动声音消失，再升高 20 ～ 30 mmHg，然后缓缓放气，使水银柱（或指针）缓慢下降，以每秒 2 ～ 4 mm 的速度为宜。

（6）确定收缩压和舒张压：两眼注视水银柱平面或指针，根据 Korotkoff 5 期法，听到第一个搏动声（第 1 期）时所示的压力值为收缩压，水银柱或指针继续下降至声音突然变低沉直至消失，声音消失时（第 5 期）所示压力值为舒张压。

（7）复测血压：使水银柱或指针降到零，嘱被检者高举上臂或休息 2 ～ 3 min 后，用同样的方法再测量一次。

（8）记录血压值：取其平均值为血压值，作好记录。

（9）测压后的处理：解下袖带，整理好血压计。告诉被检者其血压数值，解释是否正常。如有需要帮助被检者整理好衣服（图 1-11）。

5. 其他状况检查：包括性别、年龄、发育、营养、体型、面容与表情、体位姿势、步态等。这些是自学内容，有疑问者可向教师提问。

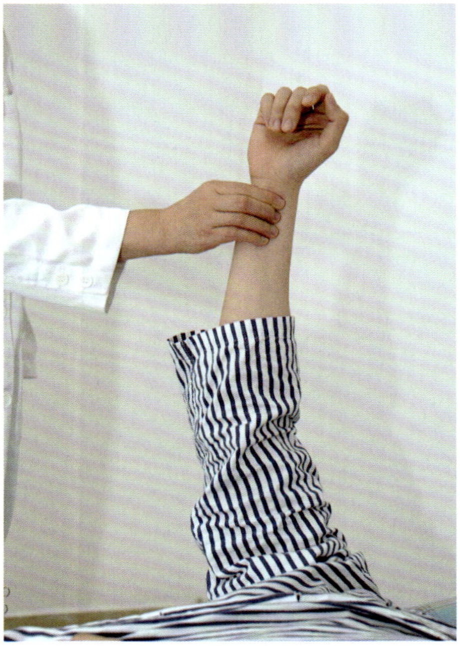

图 1-10 水冲脉检查

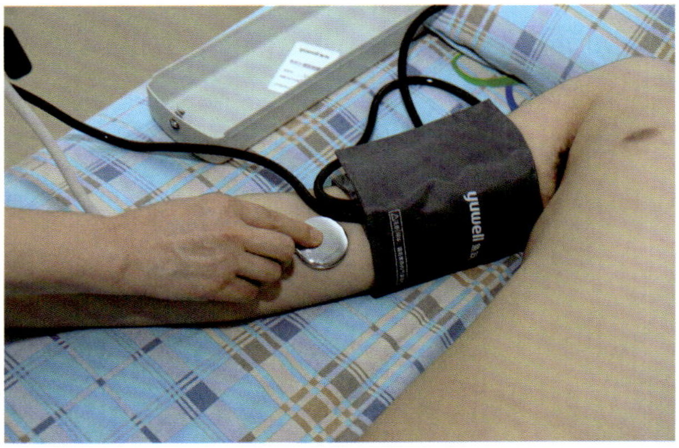

图 1-11 测血压

6. 身高测量：脱鞋，站立于身高测量仪上，头部、臀部和足跟三点靠于身高测量仪上，头顶最高点与身高测量仪立柱垂直线交叉点读数即为身高读数［以厘米（cm）表示］（自学内容）。

7. 体重测量：脱鞋，着单衣站立于体重测量仪底座上的中心位置，身体站直，观察体重测量仪上指针读数［以千克（kg）表示］（自学内容）。

（五）皮肤检查

1. 颜色：观察面部及全身皮肤，是否有苍白、发红、发绀、黄染、色素沉着、色素脱失等改变。

2. 湿度：触摸被检者皮肤湿度（如其他部位不好判断，可触摸上臂内侧处）（图 1-12）。

3. 弹性：检查者以左手握住患者右腕，将其上臂轻度外展，右手拇指与示指捏起患者手背或上臂内侧肘上 3 ～ 4 cm 处皮肤，片刻后松手，观察皮肤皱褶平复的情况。正常人松手后皮肤皱褶迅速平复，称为皮肤弹性正常；如皱褶平复缓慢，则称为皮肤弹性减弱（图 1-13）。

4. 皮疹：在观察皮肤颜色的同时，应注意有无皮疹。

5. 水肿：对轻度凹陷性水肿可通过检查眼睑和胫前或踝部皮下组织得知。检查眼睑时，以拇指和示指提起上眼睑皮肤片刻，松开后观察是否立即平复，如平复较慢可疑有水肿（图 1-14）。用手指按压胫前或踝部皮肤片刻，松开后如有凹陷且平复缓慢则为水肿（图 1-15）。

6. 其他检查：皮肤脱屑、皮下出血、蜘蛛痣和肝掌、皮下结节、瘢痕及毛发等内容以自学为主。

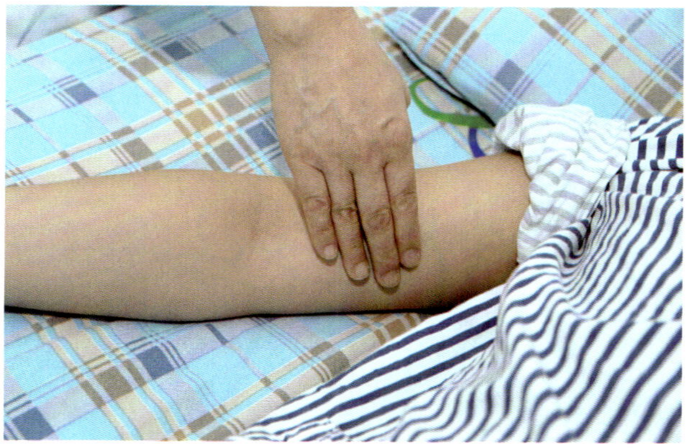

图 1-12　皮肤湿度检查

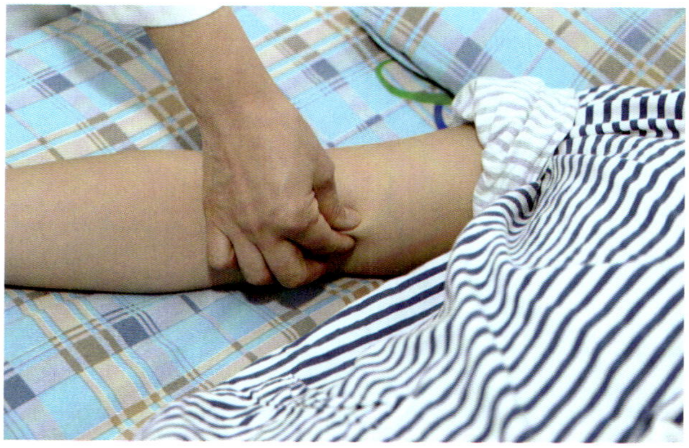

图 1-13　皮肤弹性检查

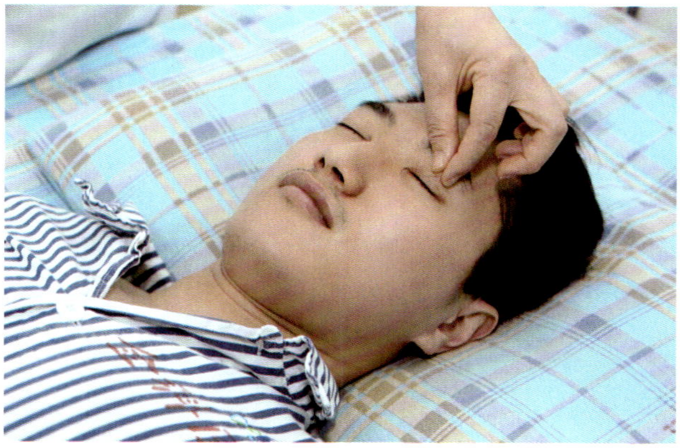

图 1-14　水肿检查 1

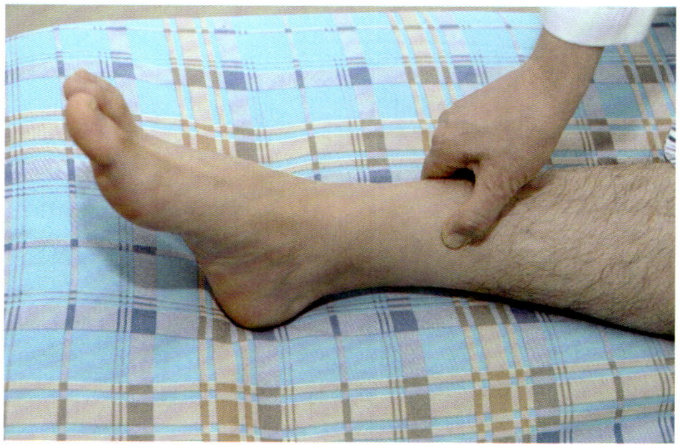

图 1-15　水肿检查 2

（六）淋巴结检查

检查淋巴结用视诊和触诊，主要是触诊。要注意浅表淋巴结所在准确位置和检查的正确手法，触诊时将示、中、环指并拢，其指腹平放于被检查部位的皮肤上进行滑动触诊。

1. 头颈部淋巴结检查：按顺序由浅入深触诊头颈部淋巴结。

（1）检查者用双手指紧贴被检者耳屏前，滑动触诊耳前淋巴结。

（2）检查者两手分别在被检者耳后的乳突表面、胸锁乳突肌止点处触诊耳后淋巴结（也称乳突淋巴结）。

（3）被检者头转向右侧，检查者左手扶其头部，用右手在被检者枕部两侧斜方肌起点与胸锁乳突肌止点之间触诊枕后淋巴结。

（4）请被检者头稍低、向左侧，使其左颌下皮肤松弛，检查者左手扶其头部，以右手指尖触摸被检者左颌下淋巴结；反之，用左手指尖触摸右颌下淋巴结（图 1-16，图 1-17）。

（5）检查者左手扶被检者头部，用右手指尖触摸其颏下淋巴结（图 1-18）。

（6）检查者用双手指分别在被检者两侧胸锁乳突肌表面（前缘）及下颌角处触诊颈前淋巴结。

（7）检查者用双手指分别在被检者两侧斜方肌前缘触诊颈后淋巴结。

（8）请被检者头稍前屈，检查者用双手指尖在锁骨与胸锁乳突肌夹角处由浅入深触摸锁骨上淋巴结。

2. 腋窝淋巴结检查：检查腋窝淋巴结时，检查者以左手扶被检者左前臂稍外展，右手掌面贴胸壁向上达被检者腋窝顶部，此时被检者左臂靠近身体，检查者右手滑动触诊腋尖淋巴结群，然后依次触诊腋窝后皱襞深处的肩胛下淋巴结群（肩胛下群）、内侧壁的淋巴结中央群、前壁于胸大肌下缘深处的胸肌淋巴结群（胸肌群），最后翻手掌向外触诊腋窝外侧壁（上臂内侧）的外侧淋巴结群（外侧群）；也可以按腋尖、中央群、胸肌群、肩胛下群、外侧群淋巴结的顺序进行。检查者以右手扶被检者右前臂稍外展，以左手按上法触诊右侧腋窝淋巴结（图 1-19）。

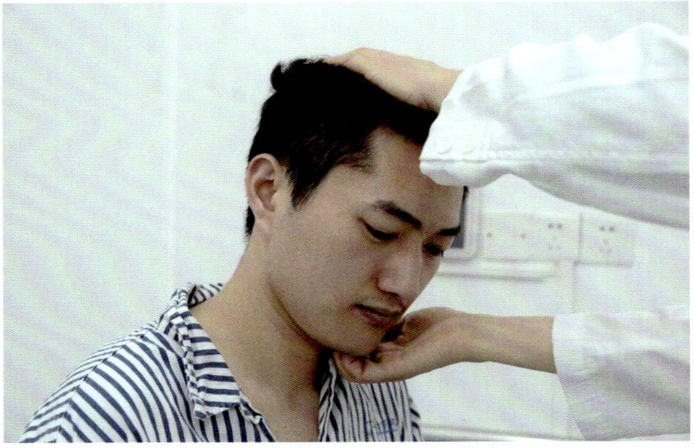

图 1-16 颌下淋巴结检查 1

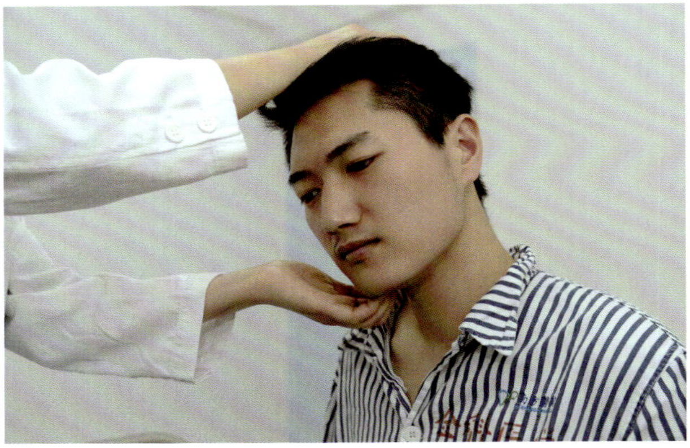

图 1-17 颌下淋巴结检查 2

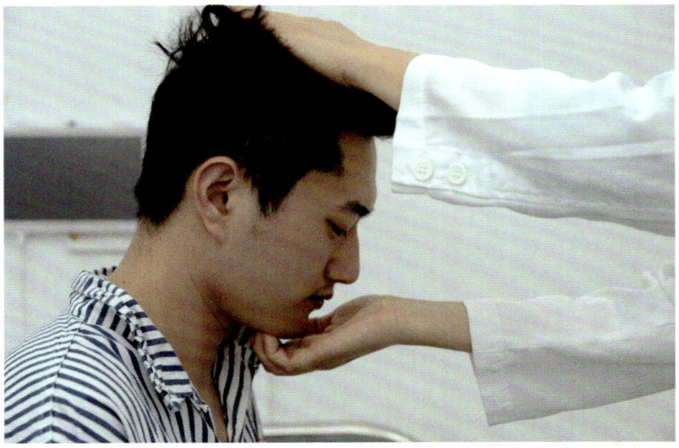

图 1-18 颏下淋巴结检查

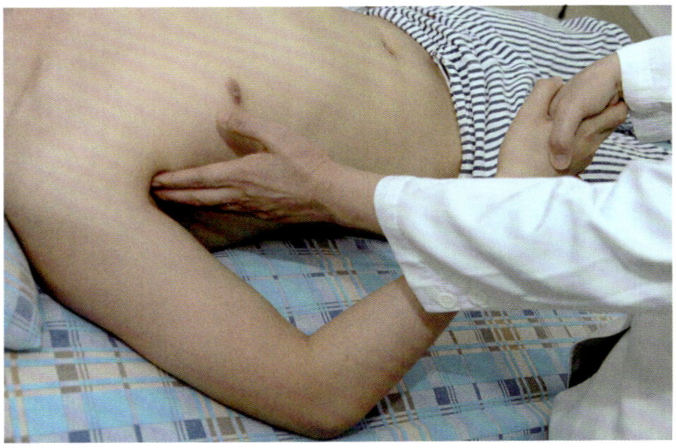

图 1-19 腋窝淋巴结检查

3. 滑车上淋巴结检查：检查左侧滑车上淋巴结时，检查者左手握住被检者左前臂，嘱被检者屈肘约 90°，检查者右手掌向上，小指抵在肱骨内上髁，示指、中指和环指并拢在内上髁上方 3 ～ 4 cm 处肱二头肌与肱三头肌的肌间沟中滑动触摸左侧滑车上淋巴结。检查右侧时，检查者右手握被检者右手腕，以左手触摸，方法同左侧检查（图 1-20）。

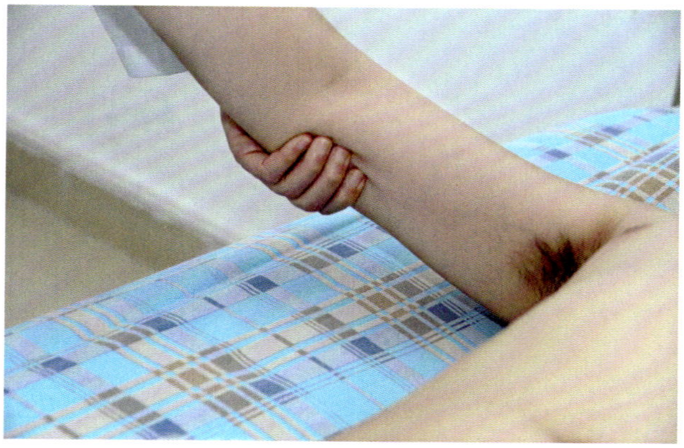

图 1-20　滑车上淋巴结检查

4. 腹股沟淋巴结：一般以右手触诊被检者双侧腹股沟韧带下方的腹股沟横组淋巴结（上群），位于大隐静脉上端沿静脉走向排列的腹股沟韧带纵组淋巴结（下群）。

5. 腘窝淋巴结检查：一般以右手扶住（或托起）被检者小腿，以左手在小隐静脉与腘静脉汇合处触摸淋巴结。

发现淋巴结肿大时，应注意其部位、大小、数目、硬度、压痛、活动度，有无粘连、红肿、瘢痕和瘘管等。

一般状况检查

- **一般状况检查**
  - **教学目的**
    - 体格检查基本方法：视诊、触诊、叩诊、听诊
    - 生命体征、皮肤、淋巴结的检查
  - **上课要求**
    - 仪表：穿白大衣
    - 纪律：按时到课，手机静音
    - 位置
      - 被检者卧位时，检查者站于其右侧
      - 被检者坐位时，检查者坐于其对面
    - 态度
      - 洗手
      - 保护隐私
      - 诚恳、和蔼、体贴
  - **教学内容**
    - 体格检查基本方法
      - 视诊 —— 意识状态、表情、面容、形态、颜色及功能
      - 触诊 —— 温度、湿度、病理性波动、颤动、摩擦感等
      - 叩诊
        - 直接叩诊
        - 间接叩诊
          - 一接四起
          - 放平贴紧
          - 腕指灵活
          - 快打快起
      - 听诊
        - 直接听诊
        - 间接听诊
      - 嗅诊 —— 判断各种不同的气味
    - 全身状态检查
      - 体温
        - 移走附近冷热物体
        - 擦干被检者腋窝
        - 检查水银计，测量10 min后读数
      - 脉搏
        - 常选桡动脉，计数1 min脉搏搏动次数，注意双侧对比（血管壁紧张度、脉搏强度）
        - 水冲脉检查
      - 呼吸频率 —— 胸廓（或腹壁）起伏的频率
      - （脉搏、呼吸频率：**查体时二者可同时进行**）
      - 血压 —— 考试时多考汞柱式血压计，细节较多，重点掌握
      - 其他状况检查、身高测量、体重测量：自学
    - 皮肤检查
      - 颜色：苍白、发红、发绀、黄染、色素沉着、色素脱失等
      - 湿度：上臂内侧
      - 弹性：手背或者上臂内侧肘上3～4 cm处皮肤
      - 皮疹
      - 水肿：眼睑和胫前或踝部皮下组织，注意双侧对比
      - 肝掌和蜘蛛痣
      - 其他：皮肤脱屑、皮下出血、皮下结节、瘢痕及毛发等
    - 淋巴结检查（视诊和触诊）
      - 头颈部淋巴结 —— 耳前、耳后、枕后、左颌下、右颌下、颏下、颈前、颈后、锁骨上
      - 腋窝淋巴结
        - 顺序1：腋尖、肩胛下群（后）、中央群（内）、胸肌群（前）、外侧群（外）
        - 顺序2：腋尖、中央群（内）、胸肌群（前）、肩胛下群（后）、外侧群（外）
      - 滑车上淋巴结
        - 握手腕，受检者屈肘约90°
        - 肱骨内上髁上方3～4 cm，肱二头肌与肱三头肌肌间沟
      - 腹股沟淋巴结
        - 横组（上群）
        - 纵组（下群）
      - 腘窝淋巴结
      - （以上各组：发现肿大淋巴结时，注意：部位、大小、数目、硬度、压痛、活动度，有无粘连、红肿、瘢痕和瘘管等）

第二章 头颈部检查

视频 3

一、教学目的

1. 头颈部检查基本方法。
2. 认识检查项目的正常状态和特征。
3. 了解头颈部异常体征的临床意义。

二、教学要求

1. 复习教材中相关内容，熟记头颈部正常情况和正常值。
2. 正确使用压舌板、手电筒等检查器具。
3. 认真观看头颈部检查示教。
4. 备好工作服、听诊器。手电筒、压舌板、棉签、软尺等器具由临床技能培训中心准备。

三、教学方法

1. 预习时先看体格检查录像的“头颈部检查”部分。
2. 观看教师的示范手法。
3. 学生两人一组，按示范要求练习本次各项体检手法。
4. 分组练习时，由教师纠正其错误手法。
5. 按病历书写规范写出本次检查记录。

四、基本教学内容

（一）头部检查

1. 头颅：要注意其外形，有无压痛和异常运动等。

头围测量：被检者取坐位或立位，检查者用软尺从被检者枕骨粗隆处、耳颞部至前额以水平围成一圈，长度用厘米（cm）表示。

2. 头发：观察头发色泽、分布、密度及脱发情况。

3. 头皮：按顺序拨开头发观察头皮颜色、头皮屑，有无头癣、疖肿、外伤、血肿及瘢痕等。

（二）颜面及其器官

1. 眼

（1）粗测视力：用近视力表，在距离 33 cm 处测被检者近视力。

（2）粗测视野：被检者与检查者相对而坐，距离约 1 m，先检查右眼，嘱被检者用手遮住左眼，右眼注视检查者的左眼，此时，检查者亦应将自己的右眼遮盖，然后，检查者将其手指置于自己与患者中间等距离处，分别自上、下、左、右等不同的方位从外周逐渐向眼的中央部移动，嘱被检者在发现手指时，立即示意；再用同法检查左眼。如被检者能在各方向与检查者同时看到手指，则可记录为正常视野。若结果异常或疑有视野缺失，应到眼科利用视野计作精确的视野测定。

（3）色觉检查：被检者在 50 cm 距离处读出色盲表上的数字或图像，如 5 ～ 10 s 内不能读出某种颜色的数字或图形，则按色盲表上的说明判断为某种色盲或色弱。

（4）眉毛及眼睑：观察眉毛分布，有无脱落，眼睑有无下垂、水肿。嘱被检者做闭眼动作，观察有无闭合障碍。

（5）泪囊：嘱被检者向上看，检查者用双手拇指轻压被检者双眼内眦部下方，挤压泪囊，观察有无泪液或分泌物自上下泪点溢出。

（6）结膜：结膜分睑结膜、穹窿结膜与球结膜三部分。

检查上睑结膜：检查上睑结膜时须翻眼睑，其要领为：嘱被检者眼睛下视，检查者用示指和拇指捏住被检者上睑中外 1/3 交界处边缘，轻轻向前下牵拉，然后检查者示指向下压迫被检者睑板上缘并与拇指配合将睑缘向上捻转翻转上眼睑，观察被检者眼睑结膜和穹窿结膜。检查后提起被检者上眼睑皮肤，同时嘱其向上看，翻转复原。用右手翻左上眼睑，用左手翻右上眼睑，翻眼睑时动作要轻巧、柔和，以免引起被检者痛苦和流泪。

检查下睑结膜：检查者用双手拇指置于被检者下眼睑中部，请被检者向上看，同时向下牵拉被检者下眼睑边缘，观察下眼睑结膜、球结膜。

（7）检查眼球

1）观察眼球的外形有无突出或下陷。

2）检查眼球运动：被检者取坐位，检查者在其对面，被检者如为卧位，检查者立于其右侧。检查时告知被检者头勿转动，如被检者头部不自主地转动时，检查者可用左手拇指按其颏部予以限制。检查者手持目标物（棉签或笔尖）或用示指尖，置于被检者眼前约 30 ～ 40 cm 处，嘱其注视移动的目标物或指尖。目标物或指尖按左、左上、左下、右、右上、右下 6 个方向的顺序进行移动。不能将各方向连起来画圆圈。检查时注意观察被检者眼球运动情况，包括眼球转动幅度、灵活性、两眼是否同步、有无斜视及复视等。

3）眼球震颤检查：嘱被检者随检查者手指水平和垂直方向运动数次，观察眼球是否出现震颤。

（8）角膜：检查时最好用斜照光观察角膜的透明度，有无云翳、白斑、软化、溃疡及新生血管等。

（9）巩膜：让被检者向内下视，暴露巩膜的外上部分，观察有无黄染，如有黄染，则应注意黄疸与黄色色素性黄染及脂肪沉着的黄色斑块鉴别。

（10）虹膜：观察虹膜形态及纹理是否正常。

（11）瞳孔

1）瞳孔的大小及形状：注意双侧瞳孔是否同圆等大，目测瞳孔直径。

2）对光反射：取手电筒，聚光后检查对光反射。先查左侧瞳孔，手电筒光由外向内移动，直接照射瞳孔，并观察左侧瞳孔是否缩小，称为直接对光反射。移开光源后，用手隔开双眼，再次用手电筒光直接照射左侧瞳孔并观察右侧瞳孔的动态反应，称间接对光反射。用同样的方法检查右侧瞳孔的直接和间接对光反射（图 2-1）。

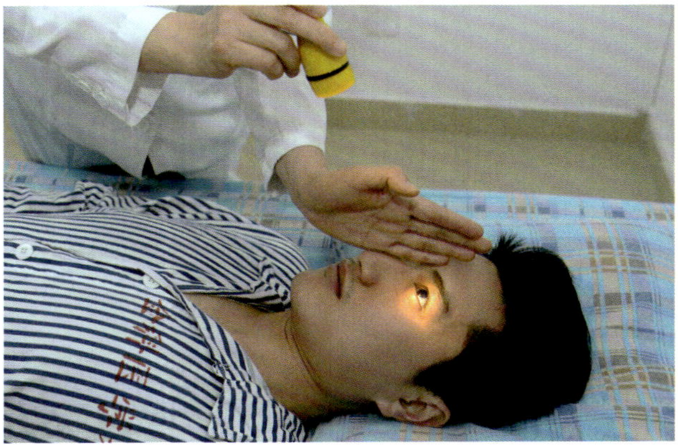

图 2-1 对光反射

3）集合反射：嘱被检者注视 1 m 以外检查者的示指，然后将示指逐渐向眼球方向移动至距眼球 5 ～ 10 cm 处，观察两侧眼球和瞳孔变化。正常时应双眼内聚，瞳孔缩小。

关于眼的其他功能及眼底检查，在眼科学中进行学习。

2. 耳：检查耳廓有无畸形、结节或触痛，耳屏有无压痛。将耳廓向上后方牵拉，使外耳道变直，借助手电筒光（或耳镜）观察外耳道有无溢液、鼓膜有无穿孔等。检查乳突有无瘘管及压痛。

粗测听力：嘱被检者闭目，并用手指堵塞未被检测的耳道。检查者以拇指与示指相摩擦，自 1 m 以外逐渐移近被检耳部，直到被检者听到声音或接近耳部为止，此时手指固定在此处并测量距离。以同法测对侧听力，并与正常人作比较（图 2-2）。

3. 鼻

（1）观察鼻外形。

（2）观察鼻中隔、鼻腔及鼻黏膜：左手拇指将鼻尖上推，借手电筒光观察鼻前庭和鼻腔。查鼻通气时检查者用手指压闭被检者一侧鼻翼，检查另一侧的通气情况。观察鼻黏膜有无充血、肿胀、有无出血或异常分泌物。

（3）鼻窦压痛：检查顺序为额窦、筛窦、上颌窦。

1）额窦：检查者一手扶持被检者枕部，用另一拇指或示指分别于被检者左右眼眶上缘内侧，用力向后上按压，或以双手固定被检者头部，双手拇指置于眼眶上缘内侧向后上按压，同时询问被检者有无疼痛。还可用中指直接叩击额窦，询问被检者有无疼痛。

2）筛窦：检查者双手固定于被检者两侧耳后，双手拇指分别置于被检者鼻根部与眼内眦之间向后方按压，询问被检者有无疼痛。

3）上颌窦：检查者双手固定于被检者两侧耳后，双手拇指分别于被检者左右颧部向后按压，询问被检者有无疼痛（图 2-3）。

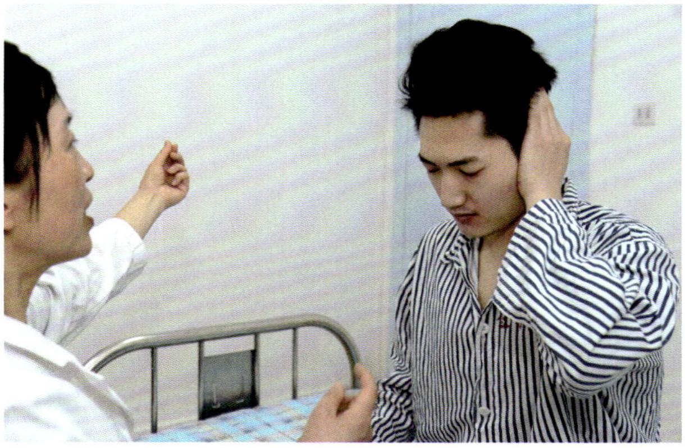

图 2-2　粗测听力

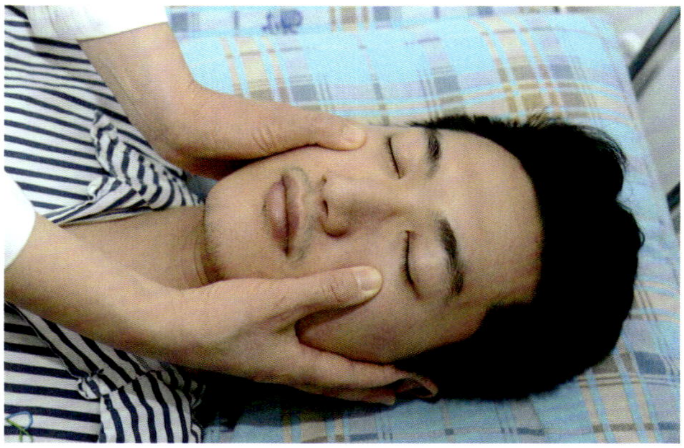

图 2-3　上颌窦压痛

4. 口

（1）口唇：颜色，有无疱疹、糜烂、畸形。

（2）口腔黏膜：取手电筒和消毒压舌板（左手持手电筒，右手持压舌板），观察口腔黏膜。注意相当于第二磨牙对面的颊黏膜上如有针头大小的白色斑点，称为 Koplik 斑（麻疹黏膜斑）。

（3）牙齿：如发现牙齿有龋齿、缺齿或义齿，应按格式标明所在部位。

（4）牙龈：以压舌板轻轻压迫牙龈，注意有无肿胀、出血和溢脓。

（5）舌：请被检者伸舌，观察舌体、舌苔和伸舌运动。

（6）咽部及扁桃体：嘱被检者张大口并发“啊”音，手持压舌板在舌前 2/3 与后 1/3 交界处将舌迅速下压，借助手电筒光观察硬腭、软腭、腭垂、扁桃体及咽后壁。如扁桃体肿大则应注意分度。

（7）腮腺：检查腮腺有无肿大，腮腺开口（相当于上颌第二磨牙对面的颊黏膜上）有无分泌物溢出。

（三）颈部

1. 颈部姿势与运动：观察被检者颈部是否转动自如，再嘱其去枕仰卧，检查者用手置于被检者枕部轻轻抬高其头部使其屈颈及向左右转动，观察并感觉有无颈项强直及运动障碍。

2. 颈部血管

（1）被检者体位：分别取平卧位、45°角的半卧位。

（2）检查颈静脉：观察颈静脉的充盈情况。正常人平卧时可见颈静脉，但位于锁骨上缘至下颌角连线的下 2/3 以内。在坐位或半坐位（身体呈 45°）时，如静脉充盈明显、怒张或搏动，均为异常征象。在右颈下部听诊有无静脉杂音。

（3）检查颈动脉：观察颈动脉有无明显搏动，听诊颈部大血管区及锁骨上窝有无动脉狭窄的杂音，先左后右。

3. 甲状腺

（1）视诊：嘱被检者做吞咽动作，观察甲状腺有无肿大，两侧是否对称，如肿大应注意甲状腺肿大的分度及描述。

（2）触诊：甲状腺的触诊有两种方法。

1）位于被检者前面触诊甲状腺（图 2-4）：被检者采取坐位（也可采取仰卧位），检查者面对被检者。①触诊甲状腺峡部：检查者一手拇指从胸骨上切迹向上触摸被检者甲状腺峡部，同时嘱其做吞咽动作，判断甲状腺峡部有无肿大和包块等。②触诊甲状腺左侧叶：检查者以左手拇指置于被检者甲状软骨右侧，将气管推向左侧，用右手示、中指在左侧胸锁乳突肌后缘向前推挤甲状腺，右手拇指在胸锁乳突肌前缘触诊甲状腺左侧叶，同时嘱被检者做吞咽动作，判断甲状腺左侧叶有无肿大和包块等。③触诊甲状腺右侧叶：检查者以右手拇指置于甲状腺软骨左侧，将气管推向右侧，用左手示、中指在右侧胸锁乳突肌后缘向前推挤甲状腺，左手拇指在胸锁乳突肌前缘触诊甲状腺右侧叶，同时嘱被检者做吞咽动作，判断甲状腺右侧叶有无肿大和包块等。

2）位于被检者背后触诊甲状腺（图 2-5）：被检者取坐位，颈部放松，头微前屈。检查者在其后，两手拇指分别置于颈后，其他手指伸向前方。①触诊甲状腺峡部：用右手的示指置于胸骨上切迹向上触摸甲状腺峡部，同时嘱被检者做吞咽动作，判断甲状腺峡部有无肿大和包块等。②触诊甲状腺左侧叶：以右手示指、中指在甲状软骨右侧推气管向左侧，用左手拇指在左侧胸锁乳突肌后方向前推挤甲状腺，左手示指、中指在胸锁乳突肌前缘触诊甲状腺左侧叶，同时嘱被检者做吞咽动作，判断甲状腺左侧叶有无肿大和包块等。③触诊甲状腺右侧叶：以左手示指、中指在甲状软骨左侧推气管向右侧，用右手拇指在右侧胸锁乳突肌后方向前推挤甲状腺，右手示指、中指在胸锁乳突肌前缘触诊甲状腺右侧叶，同时嘱被检者做吞咽动作，判断甲状腺右侧叶有无肿大和包块等。

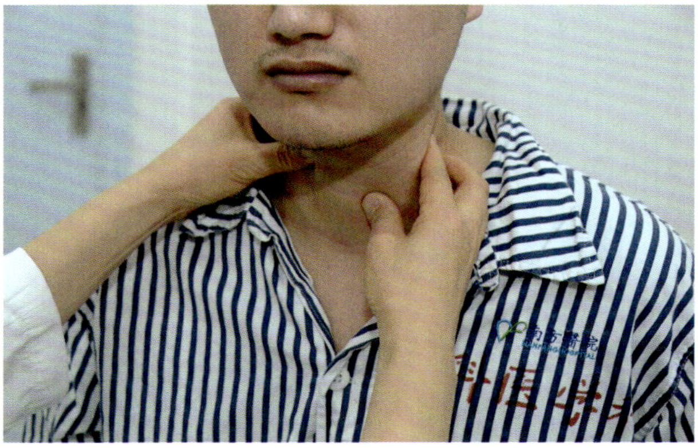

图 2-4 位于被检者前面触诊甲状腺

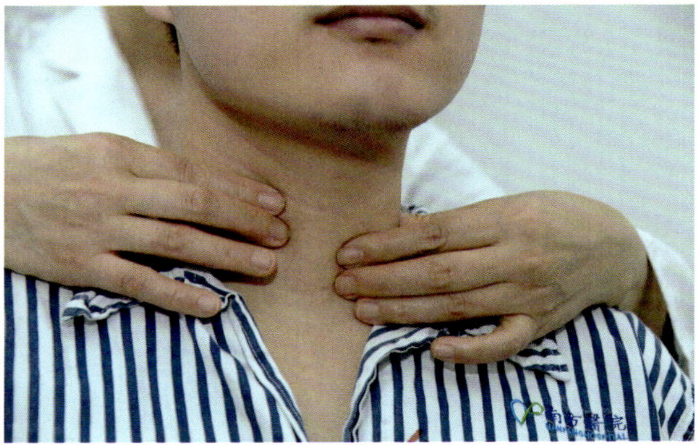

图 2-5 位于被检者背后触诊甲状腺

检查时要注意甲状腺大小、质地、有无结节、是否对称、有无压痛及震颤等。检查动作宜轻柔，避免由于重压引起被检者疼痛、咳嗽、憋气。

（3）听诊：注意甲状腺有无血管杂音。

4. 气管：被检者取坐位或仰卧位，颈部取自然直立状态，检查者将一手示指与环指分别置于两侧胸锁关节上，将中指置于气管上，观察中指是否在示指与环指中间（或以中指置于气管与胸锁乳突肌之间的间隙，根据两侧间隙是否等宽）来判断气管是否偏移（图 2-6）。

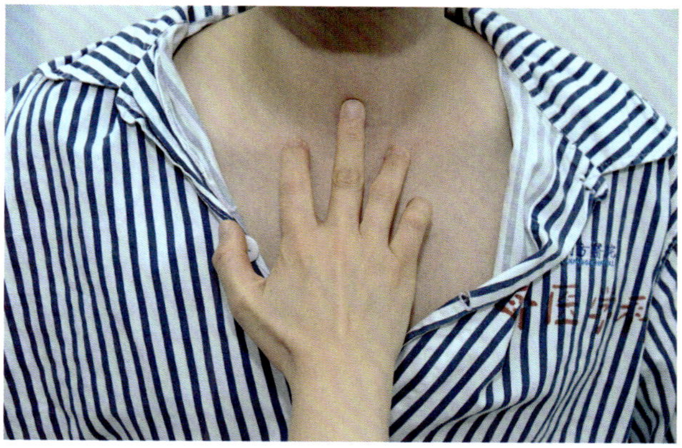

图 2-6　气管居中检查

头颈部检查

- 头颈部检查
  - 头部检查
    - 头颅
      - 外形、有无压痛和异常运动
      - 头围测量
    - 头发 —— 色泽、分布、密度及脱发情况
    - 头皮 —— 颜色、头皮屑，有无头癣、疖肿、外伤、血肿及瘢痕
  - 颜面及其器官
    - 眼
      - 视力 —— 33 cm处
      - 视野 —— 1 m处
      - 色觉 —— 50 cm处
      - 眉毛及眼睑
        - 眉毛分布，有无脱落
        - 眼睑有无下垂、水肿，嘱闭眼，观察有无闭合障碍
      - 泪囊
      - 结膜
      - 眼球
        - 外形：是否突出或下陷
        - 眼球运动：30～40 cm处，固定头部，左、左上、左下、右、右上、右下6个方向
        - 眼球震颤
      - 角膜：观察透明度，有无云翳、白斑、软化、溃疡及新生血管
      - 巩膜：有无黄染
      - 虹膜
      - 瞳孔
        - 大小及形状
        - 对光反射
          - 直接对光反射
          - 间接对光反射
        - 集合反射：1 m以外至5～10 cm处，观察两侧眼球和瞳孔变化
    - 耳
      - 视：耳廓、乳突、（借助手电筒光或耳镜）外耳道、鼓膜
      - 触：耳廓、耳屏、乳突
      - 粗测听力：嘱被检者闭目、堵耳，自1 m以外
    - 鼻
      - 鼻外形
      - 鼻中隔、鼻腔及鼻黏膜 —— 分别查两侧鼻通气
      - 鼻窦压痛：额窦、筛窦、上颌窦
    - 口
      - 口唇：颜色，有无疱疹、糜烂、畸形
      - 口腔黏膜：注意麻疹黏膜斑
      - 牙齿：有无龋齿、缺齿或义齿
      - 牙龈：有无肿胀、出血、溢脓
      - 舌：伸舌运动，观察舌体、舌苔
      - 咽部及扁桃体（肿大的分度）
      - 腮腺：注意腮腺开口
  - 颈部
    - 颈部姿势与运动
    - 颈部血管
      - 体位：平卧位、45°角的半卧位
      - 颈静脉
        - 视诊：正常在锁骨上缘至下颌角连线的下2/3以内可见
        - 听诊：有无静脉杂音
      - 颈动脉
        - 视诊：有无明显搏动
        - 听诊：有无杂音
    - 甲状腺
      - 视诊 —— 有无肿大、是否对称
      - 触诊
        - 前面触诊
        - 背后触诊
        - 注意大小、质地、有无结节、是否对称、有无压痛及震颤等
          - 峡部
          - 左侧叶及右侧叶
      - 听诊 —— 有无血管杂音
    - 气管

第三章 胸廓及肺部检查

视频 4

一、教学目的

1. 掌握胸廓及肺部检查的基本方法。
2. 熟悉胸廓及肺部检查的正常状况。
3. 认识胸廓及肺部常见异常体征的临床意义。

二、教学要求

1. 复习间接叩诊法，做到熟练掌握。
2. 熟悉胸部体表标志、标线及分区。
3. 会使用听诊器听诊肺部各种呼吸音。
4. 备好听诊器、标记笔及笔记本。

三、教学方法

1. 预习时先看体格检查录像“胸廓及肺部检查”。
2. 先复习间接叩诊法。
3. 观看教师的胸廓及肺部检查示范手法。
4. 学生两人一组练习，教师纠正错误手法。
5. 按病历书写规范完成胸廓及肺部检查记录。

四、基本教学内容

（一）复习间接叩诊法

见第一章相关内容。

（二）确认正常胸部标志、标线及分区

1. 骨骼标志：胸骨上切迹、胸骨角、剑突（以上是与胸骨有关的标志），肋骨、肋间隙、腹上角、肋脊角（以上是与肋骨有关的标志），肩胛骨（找肩胛下角）、脊柱棘突（找第 7 颈椎棘突）等。

2. 垂直线标志（九线）：前正中线、锁骨中线、胸骨线、胸骨旁线、腋前线、腋后线、腋中线、肩胛线、后正中线。

3. 自然陷窝和解剖区域（四窝三区）：腋窝、胸骨上窝、锁骨上下窝、肩胛上下区、肩胛间区。

（三）胸部检查

取端坐位或平卧位，充分暴露前胸部。

1. 胸廓及胸壁

（1）视诊：观察胸部外形、对称性，肋间隙宽度有无异常、有无回缩或膨隆，胸壁静脉有无曲张、皮肤有无破损、皮疹等。

（2）触诊：

1）胸壁压痛检查：检查者用手掌前部，分别触压胸廓左、右胸的上、中、下三部位，询问被检者有无胸壁压痛。

2）皮下气肿检查：检查者用手按压可疑皮下气肿部位的皮肤，感觉有无握雪感或捻发感。

3）胸骨压痛检查：检查者用拇指按压胸骨柄及胸骨体的中、上部，询问被检者有无压痛。

2. 乳房

（1）视诊：观察两侧乳房对称性和乳房皮肤有无异常，男性者有无乳房增大。

（2）触诊乳房：检查者的手指和手掌平放在被检查者的乳房上，用指腹轻施压力，来回滑动触诊，一般以能触及肋骨而不引起被检者疼痛为度。乳房触诊从外上象限开始，左乳房以顺时针方向，右乳房则以逆时针方向，由浅入深触诊 4 个象限，注意乳房有无红肿热痛和包块。先查健侧，后查患侧。

（3）触诊乳晕和乳头：用拇指和示指同时轻压乳头两侧对应部位，注意有无硬结和分泌物。

（四）肺及胸膜检查

体位：一般取平卧位，也可取端坐位。

1. 视诊：观察被检查者的呼吸类型、呼吸频率、呼吸节律、呼吸运动的幅度（深度），两侧是否对称。

2. 触诊

（1）胸廓扩张度（胸廓呼吸动度）

1）前胸廓扩张度测定：检查者两手掌及伸展的四指置于被检查者胸廓下面前侧部的对称位置，检查者左右拇指分别沿被检者两侧肋缘指向剑突，两拇指尖在前正中线两侧对称部位。然后嘱被检查者做深呼吸，比较检查者两手拇指移动度是否一致（图 3-1）。

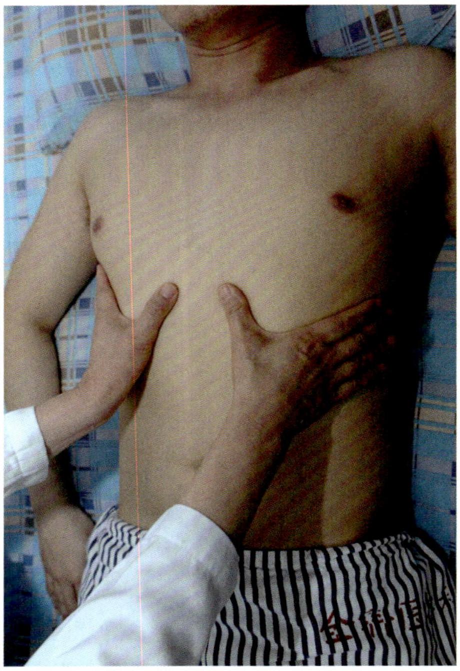

图 3-1 前胸廓扩张度测定

2）后胸廓扩张度测定：检查者把双手掌平置于被检查者背部两侧，相当于第 10 肋骨水平，双拇指与后正中线平行，并向中线方向轻推被检者两侧皮肤。嘱被检者做深呼吸，比较检查者两手移动度是否一致（图 3-2）。

（2）语音震颤：检查者将双手掌的尺侧缘（小鱼际）或掌面轻放于被检查者两侧胸壁的对称位置，嘱其以同等强度发“yi（衣）”长音，并双手作一次交换比较，以排除两手感觉的误差。检查自上至下，从内到外，先前胸与侧胸，然后背部，比较两侧相应部位语音震颤的异同，注意有无增强或减弱（图 3-3）。注意，不要在无肺组织的区域作语音震颤，如心脏裸区、肝区、脾区等部位。

（3）胸膜摩擦感：检查者双手掌置于被检者胸廓下侧部，嘱其深吸气，触诊有无胸膜摩擦感（图 3-4）。练习屏气试验。

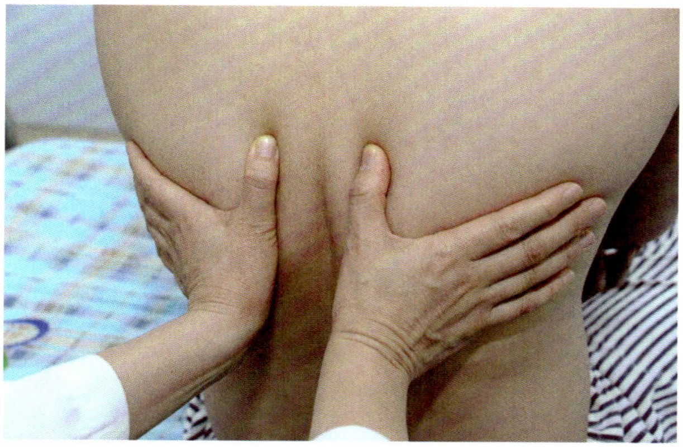

图 3-2　后胸廓扩张度测定

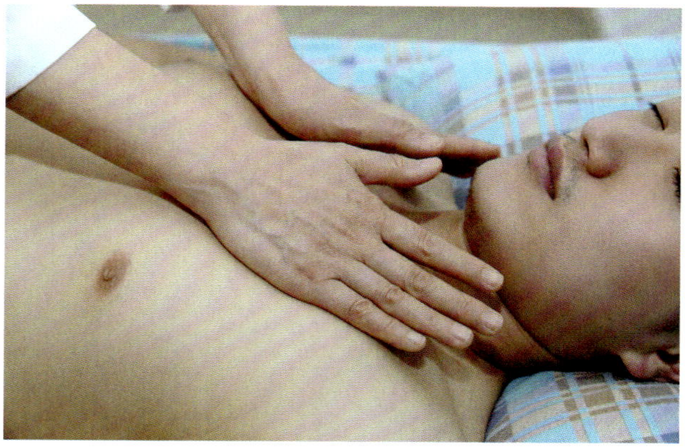

图 3-3　语音震颤

3. 叩诊（重点是间接叩诊法）

（1）肺部叩诊方法：板指与肋骨平行地平放在肋间隙（叩诊肩胛间区时板指可与脊柱平行），叩击力量均匀，叩诊时要注意左右、上下、内外对比，以及叩诊音的改变和板指的振动感。

1）前胸叩诊：由锁骨上窝开始，然后沿锁骨中线、腋前线第 1 肋间从上至下，逐一肋间隙进行两侧对比叩诊（图 3-5）。

2）侧胸叩诊：对比叩诊两侧胸时，嘱被检者双手上举或抱头，自腋窝开始沿腋中线、腋后线逐一肋间叩诊至肺下界。

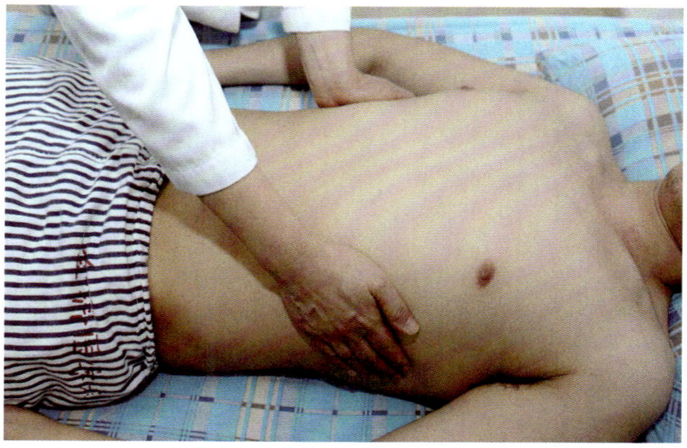

图 3-4　胸膜摩擦感

3）背部叩诊：

体位：叩诊背部时被检者常取坐位，头和上半身稍向前倾，双手交叉抱肘。

肺尖叩诊：检查者站在被检者背后，自斜方肌前缘中点开始，此处清音，逐渐向外叩，声音由清变浊处作一标记，再由斜方肌前缘中点向内叩诊，至浊音处作另一标记。测量此两点的距离即为肺尖宽度，称为 Kronig 峡（康尼峡）或 Kronig 区，正常人 4 ～ 6 cm。

肩胛间区叩诊：叩诊此处的板指可与脊柱平行，进行两侧上、中、下对比叩诊（图 3-6）。

肩胛下区叩诊：沿肩胛线逐一肋间叩诊肩胛下区至肺下界。

（2）叩诊音：鉴别清音、浊音、实音、鼓音（胃泡区）、过清音（正常人无此音），并注意各种叩诊音时板指振动感的区别。

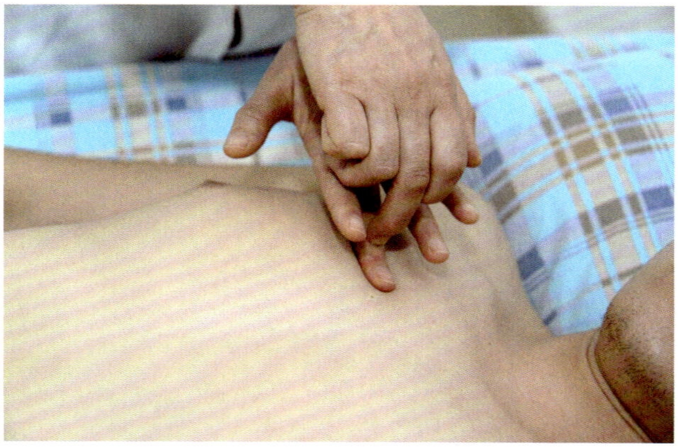

图 3-5　前胸叩诊

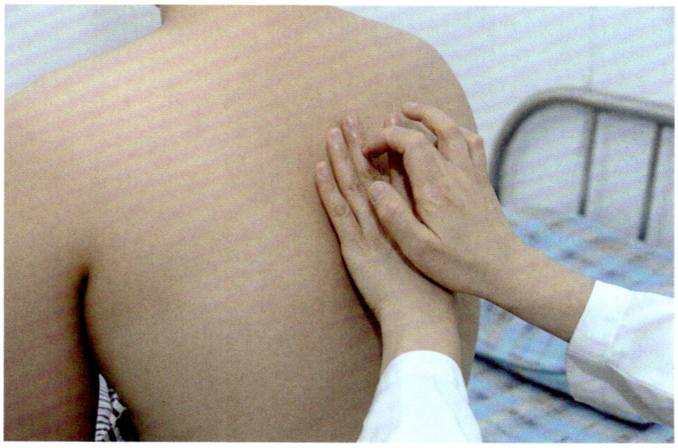

图 3-6　背部叩诊

（3）肺下界叩诊：要求叩三条线，即右锁骨中线、腋中线和肩胛线。一般锁骨中线从第 2 肋间隙或第 3 肋间隙开始叩，腋中线从腋窝下面叩，肩胛线从第 8 肋间隙开始叩，每条线从上往下叩，由清音变为浊音（右锁骨中线由浊音变为实音）时即为肺下界。

（4）肺下界移动度（范围）检查：在肩胛线上先叩出平静呼吸状态时的肺下界，板指不移动位置，让被检者深吸气并屏住呼吸的同时，迅速沿该线继续向下叩，由清音变成浊音时，在此处作标记。恢复平静呼吸后，再嘱被检者做深呼气并屏住呼吸，再由肺下界处往上叩，由浊音变为清音处作标记。测量上下两个标记间的距离即是肺下界的移动度，正常人 6 ～ 8 cm。在其他垂直线上叩肺下界移动度的方法相同。

4. 听诊

（1）听诊顺序：从肺尖开始，自上而下，以锁骨中线、腋前线、腋中线、腋后线和肩胛线为重点，由前胸到侧胸再到背部，左右对比地逐一进行肋间隙听诊。深呼吸和咳嗽数声后立即听诊的效果会使呼吸音更清楚些。

（2）听诊内容

1）正常呼吸音：练习在相应部位听各种正常呼吸音。

①肺泡呼吸音：在大部分肺野内均能听到，尤以乳房下部、肩胛下区和腋窝下部明显。

②支气管呼吸音：在胸骨上窝、背部第 6 颈椎至第 2 胸椎附近可听到。

③支气管肺泡呼吸音：以胸骨两侧第 1、2 肋间及肩胛间区第 3、4 胸椎水平和肺尖较明显。

④气管呼吸音：在颈部气管处可听到。

2）异常呼吸音：只在病态下出现，要注意其定义和临床意义。

3）啰音：注意肺部有无干、湿啰音。

4）语音共振：检查语音共振，听诊器体件放置位置至少应分别在锁骨中线、腋中线、肩胛线的上、中、下部位。嘱被检者以一般的声音强度重复发“yi（衣）”长音，两侧对比，有无增强或减弱。其中，耳语音的检查，嘱被检者用耳语音发“yi、yi、yi”音，听诊方法同上。

5）胸膜摩擦音：嘱被检者深呼吸，在前下侧胸部或腋中线第 5、6 肋间等处听诊。若闻及，屏住呼吸（5 s 左右即可）以鉴别是否有心包摩擦音。

胸廓及肺部检查

- **胸廓及肺部检查**
  - **复习与确认**
    - 复习间接叩诊法：鉴别清音、浊音、实音、鼓音（胃泡区）、过清音（正常人无此音）
    - 确认正常胸部标志、标线及分区
      - 骨骼标志
        - 与胸骨有关：胸骨上切迹、胸骨角、剑突
        - 与肋骨有关：肋骨、肋间隙、腹上角、肋脊角
        - 肩胛骨：找肩胛下角（作为第7或第8肋骨水平的标志）
        - 脊柱棘突：找第7颈椎棘突
      - 九线 —— 前正中线、锁骨中线、胸骨线、胸骨旁线、腋前线、腋后线、腋中线、肩胛线、后正中线
      - 四窝三区 —— 腋窝、胸骨上窝、锁骨上下窝、肩胛上下区、肩胛间区
  - **胸部检查**
    - 胸廓及胸壁
      - 视诊
        - 胸部外形、对称性
        - 肋间隙宽度有无异常、有无回缩或膨隆
        - 胸壁静脉有无曲张、皮肤有无外伤
      - 触诊
        - 胸壁压痛检查
        - 皮下气肿检查
        - 胸骨压痛检查
    - 乳房
      - 视诊：对称性及乳房皮肤，男性有无乳房增大
      - 触诊乳房
        - 先查健侧，后查患侧
        - 从外上象限开始，左乳房顺时针，右乳房逆时针
        - **注意乳房有无红肿热痛和包块**
      - 触诊乳晕和乳头 —— 注意有无硬结和分泌物
  - **平卧位或端坐位，充分暴露前胸部**
  - **肺及胸膜检查**
    - 视诊 —— 呼吸类型、呼吸频率、呼吸节律、呼吸运动的幅度及两侧是否对称
    - 触诊
      - 胸廓扩张度
        - 前胸廓扩张度
        - 后胸廓扩张度 —— 第10肋骨水平，与后正中线平行
      - 语音震颤
        - “yi”长音，自上至下、从内至外、从前胸与侧胸至背侧（前3后4）
        - 注意双手交换比较
        - 避开心脏裸区、肝区、脾区等
      - 胸膜摩擦感
        - 胸廓下侧部，配合深呼吸
        - 练习屏气试验，与心包摩擦感相鉴别
    - 叩诊
      - 肺部叩诊
        - 前胸叩诊：自锁骨上窝沿锁骨中线、腋前线第1肋间开始
        - 侧胸叩诊：嘱被检者双手上举或抱头，自腋窝开始沿腋中线、腋后线逐一肋间叩诊至肺下界
        - 背部叩诊
          - 坐位，头和上半身稍向前倾，双手交叉抱肘
          - 肺尖叩诊：Kronig峡，正常人4～6 cm
          - 肩胛间区叩诊
          - 肩胛下区叩诊
        - **从上至下，逐一肋间隙进行两侧对比叩诊**
      - 肺下界叩诊：右锁骨中线（正常位于第6肋间隙）、腋中线（正常位于第8肋间隙）和肩胛线（正常位于第10肋间隙）
      - 肺下界移动度（范围）：正常人6～8 cm
    - 听诊
      - 听诊顺序
        - 从肺尖开始，自上而下，锁骨中线、腋前线、腋中线、腋后线和肩胛线，前胸-侧胸-背部
        - 逐一肋间隙、左右对比
      - 听诊内容
        - 正常呼吸音
          - 肺泡呼吸音：大部分肺野
          - 支气管呼吸音：胸骨上窝、背部第6颈椎至第2胸椎附近
          - 支气管肺泡呼吸音：胸骨两侧第1、2肋间及肩胛间区第3、4胸椎水平和肺尖较明显
          - 气管呼吸音：颈部气管处
        - 异常呼吸音
        - 啰音
        - 语音共振
        - 胸膜摩擦音
          - 配合深呼吸，前下侧胸部或腋中线第5、6肋间
          - 若闻及，屏住呼吸（5 s左右）以鉴别心包摩擦音

第四章 心血管检查

视频 5

一、教学目的

1. 掌握正常心尖搏动位置、强弱、性质和范围。
2. 能比较准确地叩诊出心脏相对浊音界。
3. 初步掌握心脏听诊方法，各瓣膜听诊区位置，心音的性质、强度、节律、频率，掌握第一、第二心音的鉴别要点。

二、教学要求

1. 继续在课前练习叩诊，以便顺利叩出心脏浊音界。
2. 预习心脏浊音界的范围、各瓣膜听诊区的位置。
3. 课前用听诊器听取自己的第一心音和第二心音，数心率。
4. 备好白大衣、听诊器、标记笔等。

三、教学方法

1. 预习时要看体格检查录像的“心血管检查”部分。
2. 观看教师的心血管检查示范手法。
3. 学生两人一组练习心脏的视、触、叩、听等检查法，教师纠正错误手法。
4. 按病历书写规范作心血管检查记录。

四、教学内容

（一）视诊

检查者下蹲，以切线方向观察心前区是否隆起，观察心尖搏动的位置、强弱和范围及心前区有无异常搏动。心尖搏动最强点的位置以第几肋间左锁骨中线内侧或外侧若干厘米处表示，心尖搏动范围以直径若干厘米表示。

（二）触诊

右手掌置于心前区，然后逐渐缩小到手掌尺侧（小鱼际）或示指和中指并拢同时触诊，注意心尖搏动的位置、范围、是否弥散、有无抬举样搏动和心前区异常搏动（包括剑突下搏动）。用手掌在心尖部、胸骨左缘第 2 肋间、胸骨右缘第 2 肋间和胸骨左缘第 3 ～ 4 肋间触诊，注意有无震颤，必要时用手掌尺侧（小鱼际）确定震颤的具体位置，判定处于收缩期还是舒张期。手掌在心前区或胸骨左缘第 3 ～ 4 肋间触诊，判断是否有心包摩擦感（图 4-1）。

（三）叩诊

叩心界是指叩诊心脏相对浊音界。心界叩诊的顺序是：先叩左界，后叩右界，由下而上，由外向内。具体方法：先叩左界，从心尖搏动最强点外 2 ～ 3 cm 处（心尖搏动不能触及时从左第 5 肋间锁骨中线外 2 ～ 3 cm 处）开始叩诊，其余肋间可从锁骨中线开始。板指与肋间平行（特殊情况被检者取坐位时板指可与肋间垂直），由外向内逐渐移动板指，用较轻的力量叩至声音由清音变为浊音时为该肋间的心浊音界，用笔作一标记。用同法再向上逐一肋间叩诊，直至第 2 肋间，均在清音变为浊音处作标记。然后用相对较重的力量叩右界，先叩出肝上界（以前称肺肝界），于其上一肋间（通常为第 4 肋间）由外向内叩出浊音界，逐一肋间向上，至第 2 肋间，分别作标记。用硬尺测量各标记点至前正中线的垂直距离，再测量左锁骨中线至前正中线的距离（图 4-2 至图 4-4）。

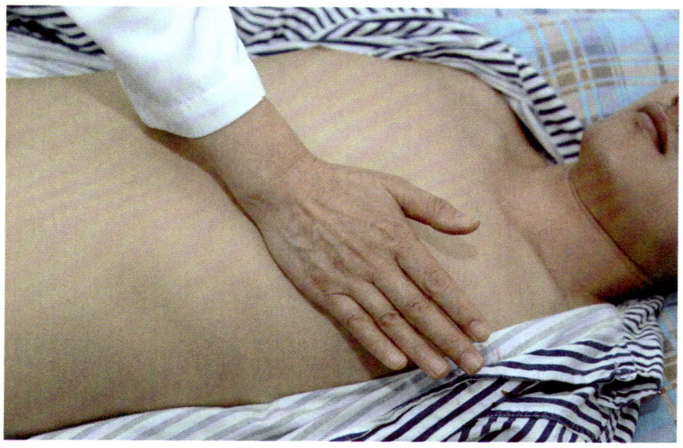

图 4-1　心脏触诊

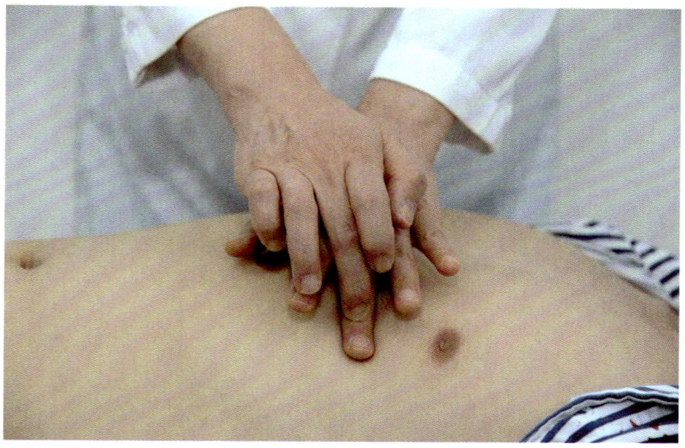

图 4-2　心脏叩诊 1

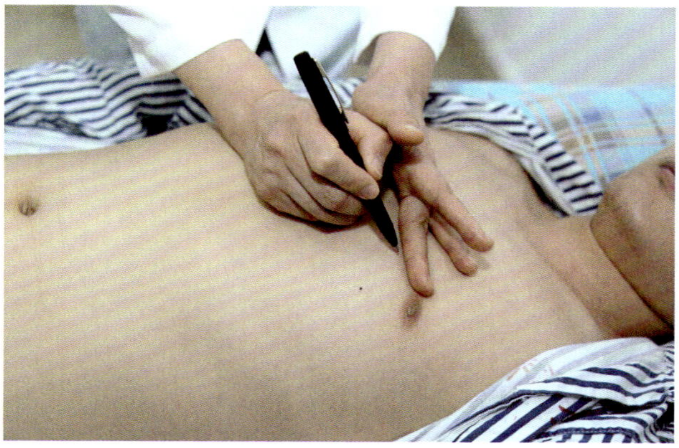

图 4-3　心脏叩诊 2

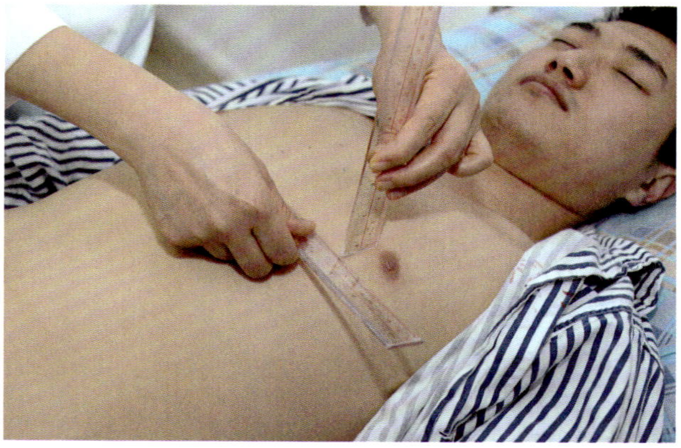

图 4-4　心脏叩诊 3

（四）听诊

1. 被检者体位：多取卧位或坐位，必要时取左侧卧位或前倾位听诊。

2. 听诊顺序：心脏听诊是从心尖部开始，逆时针方向依次听诊：心尖区（二尖瓣区）→肺动脉瓣区→主动脉瓣区→主动脉瓣第二听诊区→三尖瓣区。

3. 听诊内容：包括心率（1 min）、心律、心音（强度改变、心音分裂、额外心音）、杂音及心包摩擦音（在胸骨左缘第 3 ～ 4 肋间听诊）。如有心律不齐时，应同时计数心率和脉搏，判断有无脉搏短绌。如听到杂音，应认真辨别其最响的部位、时期、性质、传导、强度及与体位、呼吸、运动的关系。

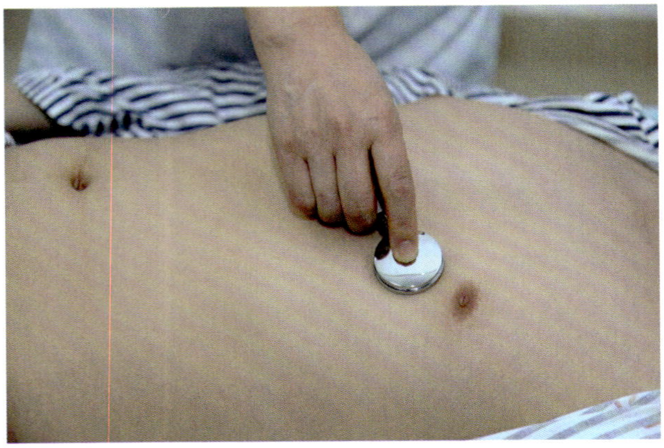

图 4-5 心脏听诊

4. 注意事项：不能隔着衣服进行心脏听诊。根据心脏杂音音调的高低可选择膜型体件或钟型体件（图 4-5）。

（五）血管检查

脉搏和血压测量在一般检查时已经练习过，请注意复习。

1. 枪击音：将听诊器体件置于股动脉搏动处（也可放置在其他大动脉搏动处），听诊有无与心跳一致而短促的射枪音。

2. Duroziez 双重杂音：在检查枪击音的基础上，对听诊器的钟型体件稍加压力，注意有无双期吹风样杂音。

3. 毛细血管搏动征：检查者用手指轻压被检者指甲末端，或以消毒玻片轻压被检者口唇黏膜，观察甲床或口唇黏膜苍白区有无随脉搏跳动而变窄继而又扩大的变化，如有则为毛细血管搏动征阳性。

4. 足背动脉检查：检查者双手同时触摸被检者两侧第 1、2 跖骨间足背动脉，并作比较。

心血管检查

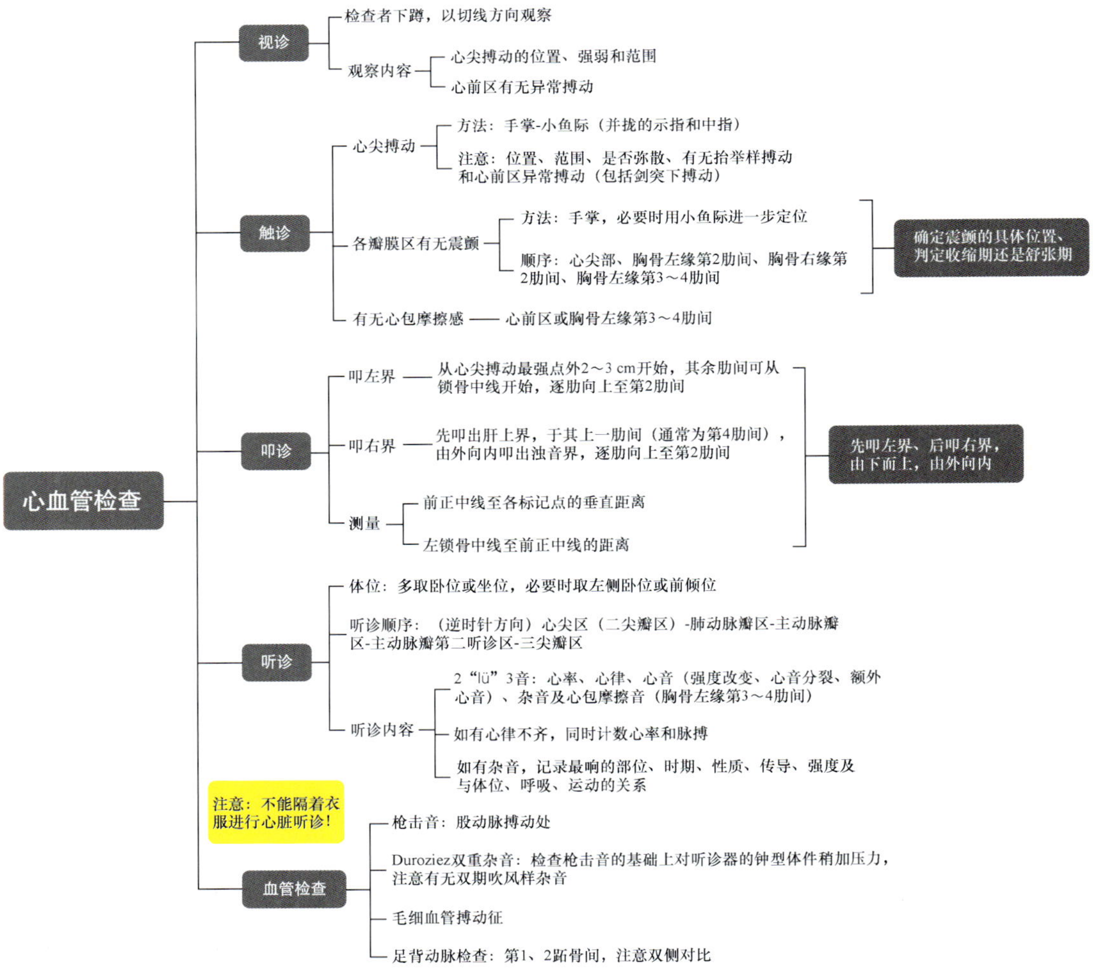

第五章 腹部检查

视频 6

一、教学目的

1. 掌握腹部检查的基本方法。
2. 熟悉腹部检查的正常状态。
3. 认识腹部常见体征和临床意义。

二、教学要求

1. 课前初步了解腹部各种分区法，各压痛点部位。
2. 初步练习腹部触诊方法。
3. 备好白大衣、听诊器、标记笔等，剪短手指甲。

三、教学方法

1. 课前看体格检查录像的“腹部检查”部分。
2. 观看教师示范腹部检查方法。
3. 按病历书写规范完成检查记录。

四、教学内容

（一）腹部的体表标志及分区

1. 体表标志：肋弓下缘、剑突、腹上角、脐、髂前上棘、腹直肌外缘、腹中线、腹股沟韧带、耻骨联合、肋脊角。

2. 腹部分区：熟悉四区分法和九区分法，并熟记各区内的脏器。

（二）视诊

嘱被检者排空膀胱，取低枕仰卧位，两手自然置于身体两侧，充分暴露全腹（剑突至耻骨联合），其他部位应适当遮盖。观察腹部外形是否平坦，再视腹部皮肤、呼吸运动、腹壁静脉、脐的状态和有无疝等，以切线方向观察有无胃肠型、蠕动波及细小隆起。

腹壁曲张静脉血流方向判定（练习时可将模拟被检者的前臂较明显的一条血管当成腹壁曲张静脉）：检查者用两指并拢压在一条无分支的腹壁静脉上，然后一指紧压静脉向前滑动，挤走该段静脉内的血液，至一定距离（一般约 3 cm）后放松该手指，而另一手指仍然紧压，看被挤压的一段血管的充盈情况，如迅速充盈，说明血液是从放松手指一端向紧压的一端流动。用同样方法来判断另一端血流情况。

通过脐围绕腹部一周，测量腹围。

（三）触诊

1. 注意事项

（1）被检者取仰卧位，两手放在躯干两侧，两腿弯曲，使腹壁肌肉松弛。

（2）先训练被检者做张口缓慢的腹式呼吸，配合被检者的呼吸运动进行触诊。

（3）检查者站于被检者右侧床边，面对被检者，右手全手掌平放于其腹壁表面，手指并拢，手要温暖、轻巧、用力要均匀，并随时观察被检者的面部表情。

2. 触诊方法：腹部触诊的原则是先触健康部位，逐渐移向病变处，正常体检时按下述方法进行。

（1）浅触诊法：一般自左下腹开始，逆时针方向，用自然平放的全手掌面轻柔地（使腹壁压陷约 1 cm）对腹壁进行试探式触诊，以了解腹壁的紧张度、表浅的压痛、肿块、搏动等（图 5-1）。

（2）深部触诊法：一般自左下腹开始，逆时针方向进行，触诊的力量稍大，要使腹壁压陷至少 2 cm 以上，有时可达 4 ～ 5 cm，以了解腹腔内脏或肿块的部位和性质。

1）深压触诊法：用一个或两个并拢的手指，逐渐而均匀用力地深压腹壁被检查部位，用以探测腹腔深在病变部位或确定压痛点和反跳痛（图 5-2）。

2）双手触诊法：用左手把被检查的区域或器官固定于一定的位置，并将其略推向右手方向，同时右手随被检者的腹式呼吸运动进行触诊。此法常用于检查肝、脾、肾和腹内肿物（图 5-3）。

3）滑动触诊法：在被检者呼气时利用腹壁的松弛，将稍弯曲而并拢的手指逐渐压向腹腔后壁的脏器或包块，并连同该处的腹壁皮肤一起，在被触及的脏器或包块上，作上下左右的滑动触摸，以了解脏器或肿块的形状与大小。如为肠管或索条状包块则应作与其长轴相垂直方向（即横轴方向）的滑动触诊（图 5-4）。

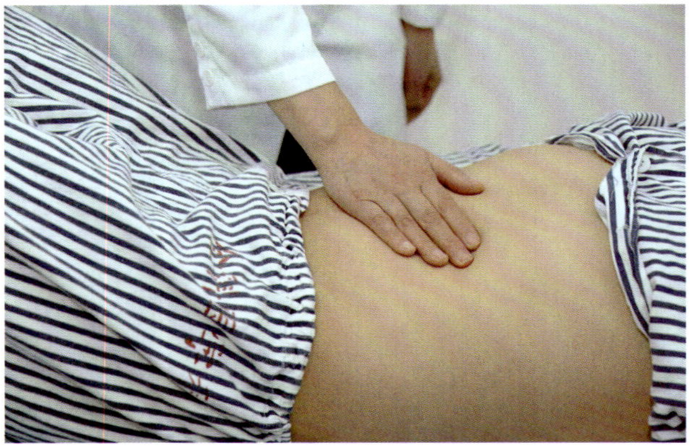

图 5-1 浅触诊

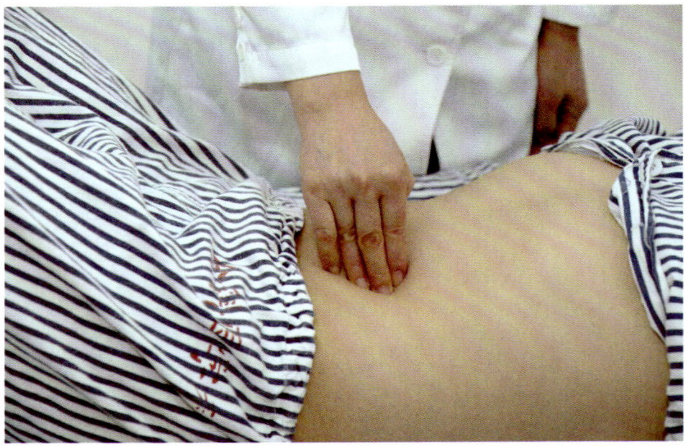

图 5-2 深压触诊法

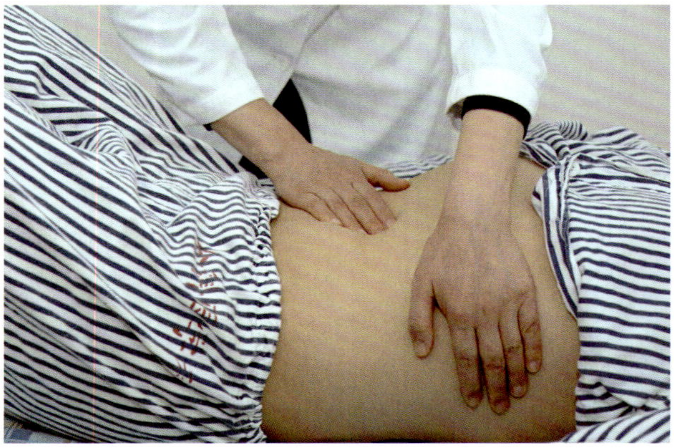

图 5-3 双手触诊法

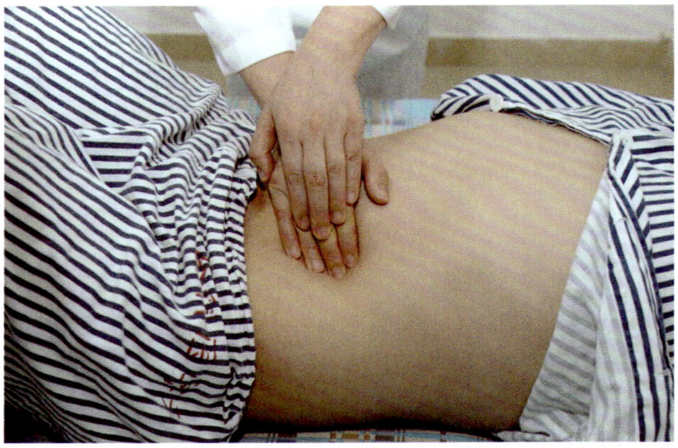

图 5-4 滑动触诊法

4）浮沉（冲击）触诊法：以三、四个并拢的手指，取几乎垂直的角度，置于腹壁上相应的部位，作数次急速而稍有力的冲击动作，在冲击时指端即会感觉出脏器在腹腔内的浮沉状态。此法只用于大量腹水时对肝脾的大致了解，不宜用力过猛以防引起患者不适（图 5-5）。

5）勾指触诊法：适用于儿童和腹壁薄软者触诊肝脏。检查者位于被检者右肩旁，面向其足部，将右手掌搭在被检者右前胸下部，右手第 2 ～ 5 指弯曲成钩状，嘱被检者做深呼吸动作，检查者随吸气而更进一步屈曲指关节，使指腹容易触到下移的肝下缘（图 5-6）。

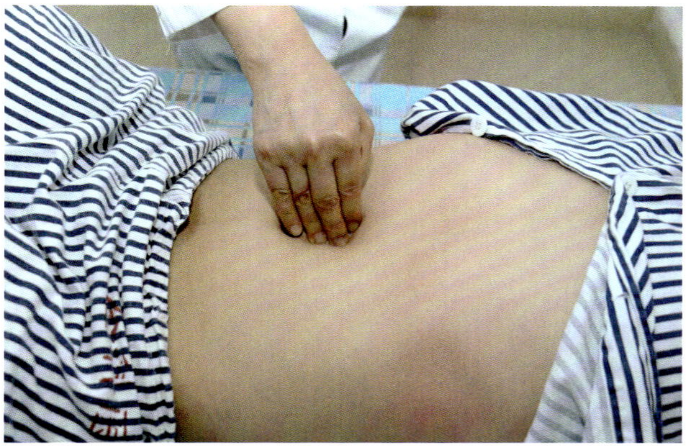

图 5-5　冲击触诊法

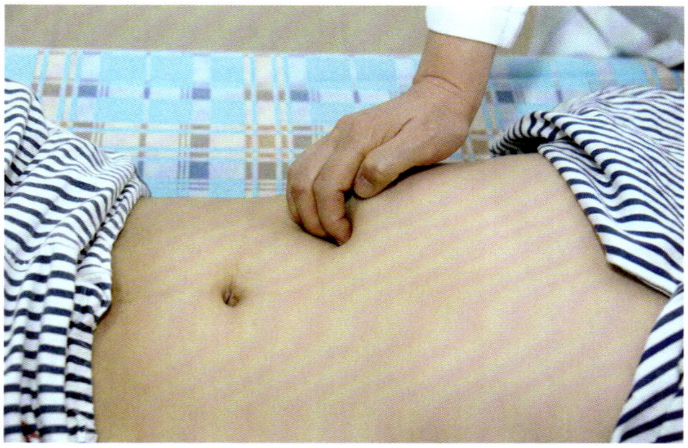

图 5-6　勾指触诊法

3. 触诊内容

（1）腹壁紧张度：将全手掌放于被检者腹壁上，让被检者适应片刻，此时可感受被检者腹壁紧张程度，然后用轻柔的浅触诊法开始触诊。一般情况下先从左下腹开始，逆时针方向进行触诊，最后检查病痛部位。检查完一个区域后，手应提起并离开腹壁，再以上述手法检查下一个区域。主要了解腹壁是否柔软，有无局限性或弥漫性腹壁紧张、强直或揉面感。

（2）压痛及反跳痛检查

压痛：自左下腹开始，逆时针方向，如患者主诉有腹痛，应从无疼痛部位开始，最后触疼痛处。用浅触诊法和深部触诊法检查腹部有无弥漫性或局限性压痛，有无明确而固定的压痛点，如阑尾压痛点（麦氏点——McBurney 点）、胆囊压痛点等。

反跳痛：当检查者用手压迫被检者腹部出现疼痛后，用并拢的示、中、环指压于原处片刻，然后将手迅速抬起，被检者感觉疼痛加重，并有痛苦表情，称为反跳痛。

（3）泌尿系统疾病压痛点检查：以双手拇指分别触压以下各点，边压边询问被检者有无疼痛。

1）腹面：季肋点（第 10 肋骨前端）、上输尿管点（在脐水平线上腹直肌外缘）、中输尿管点（在髂前上棘水平腹直肌外缘）。

2）背面：肋脊点（第 12 肋骨与脊柱的交角——肋脊角的顶点）、肋腰点（第 12 肋骨与腰肌外缘的交角——肋腰角的顶点）。

（4）腹部脏器触诊：正常可触及瘦弱者及经产妇的右肾下端及儿童的肝下缘，有的还可触及乙状结肠、盲肠、横结肠、腹主动脉及腰椎椎体。

1）肝脏触诊

单手触诊法：检查者将右手掌指关节自然伸直，四指并拢，平放在被检者右侧腹部右锁骨中线脐水平线上，用示、中指末端桡侧进行触诊。被检者呼气时将手指向腹部深处按压，吸气时手指向前上迎触下移的肝缘。如此反复进行，手指不离开腹壁，并逐渐向肋缘方向滑动，直到触及肝缘或肋缘。再将右手移至脐部，于前正中线上用同法触诊，直至剑突为止。分别测量肝缘至肋缘或剑突根部的距离，用厘米表示。

双手触诊法：检查者用左手托于被检者右腰部，拇指张开置于其肋部，触诊时左手向上推，右手同单手法沿右锁骨中线触诊肝脏右叶。在前正中线触诊肝脏左叶时，左手在剑突上方稍向下加压以增加膈下移的幅度，右手从脐部开始触诊肝脏，直至剑突为止。

勾指触诊法：检查者位于被检查者右肩旁，面向其足，将右手或双手搭在被检查者右前胸下部，以并拢弯曲成钩状的右手第 2 ～ 5 指随深呼吸动作在肋缘下触诊肝脏。

如触及肝脏，应注意其大小、质地、边缘及表面状态，有无压痛、肝区搏动及震颤、摩擦感、肝颈静脉回流征和肝震颤（图 5-7 至图 5-9）。

2）肝颈静脉回流征检查：嘱被检查者卧床，头垫一枕头，张口平静呼吸。将床头抬高 30° ～ 45°（训练时可取半坐卧位）。检查者右手掌紧贴被检查者右上腹肝区，逐渐持续加压 10 s，观察颈静脉怒张的程度（图 5-10）。

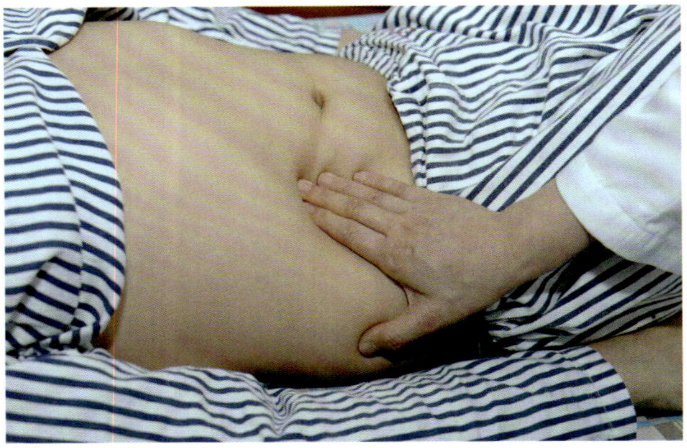

图 5-7 单手触诊法触诊肝脏

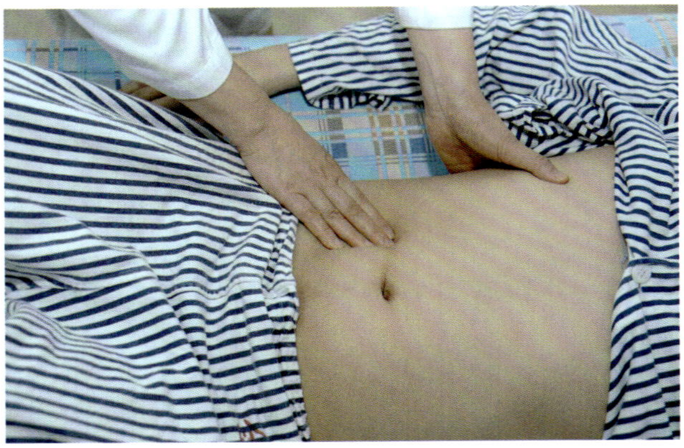

图 5-8 双手触诊法触诊肝脏

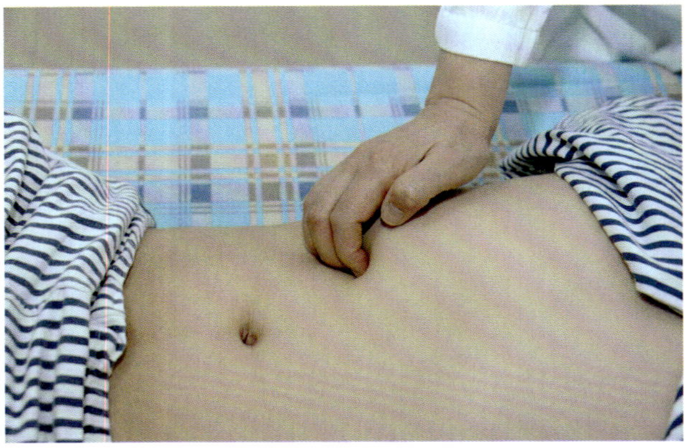

图 5-9 勾指触诊法触诊肝脏

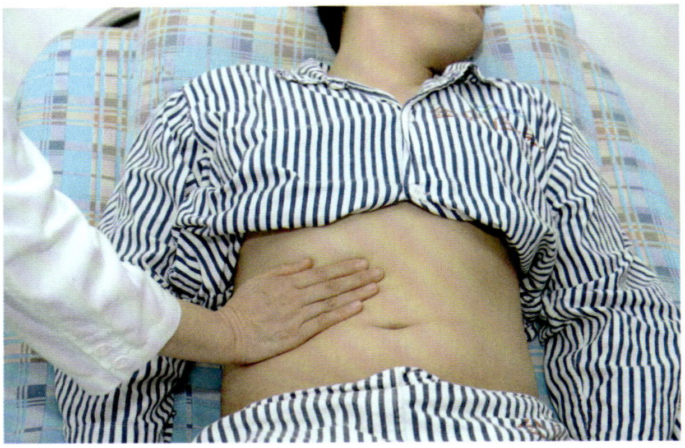

图 5-10 肝颈静脉回流征检查

3）胆囊触诊

①胆囊大小的触诊：方法同肝脏单手触诊法，也可用勾指触诊法触诊，如触及有囊性感的包块可能就是肿大的胆囊，应描述其大小、形状、质地、压痛及与呼吸关系等特征。

②胆囊触痛与墨菲（Murphy）征检查法：检查者以左手掌放在被检查者的右胸下部，以拇指指腹勾压于腹直肌外缘和右肋缘交界处或右锁骨中线与右肋缘交界处（胆囊点），嘱被检查者缓慢深吸气，若被检查者出现胆囊点疼痛，称为胆囊触痛。如被检查者于深吸气时感到疼痛并突然中止吸气，称 Murphy 征阳性（图 5-11，图 5-12）。

4）脾脏触诊：脾脏用双手触诊法检查。被检查者取仰卧位，两腿稍屈曲。检查者左手从被检查者腹前方绕过，手掌置于被检查者左胸下部第 9 ～ 10 肋处，从后向前托，并限制胸廓运动，右手掌平放于脐部，与左肋弓大致垂直，随呼吸运动深部滑行向左肋弓方向触诊脾脏，直到触及脾或左肋缘为止。如未触及，可取右侧卧位，嘱被检者左下肢屈曲，再以双手触诊法触诊脾脏。若脾脏肿大明显，可用浅触诊法。触及脾脏时，要了解其大小、表面形状、边缘、硬度、压痛等特征。脾脏轻度肿大只在第Ⅰ线测量，脾脏明显肿大时应测第Ⅱ、Ⅲ线，并作图示（图 5-13，图 5-14）。

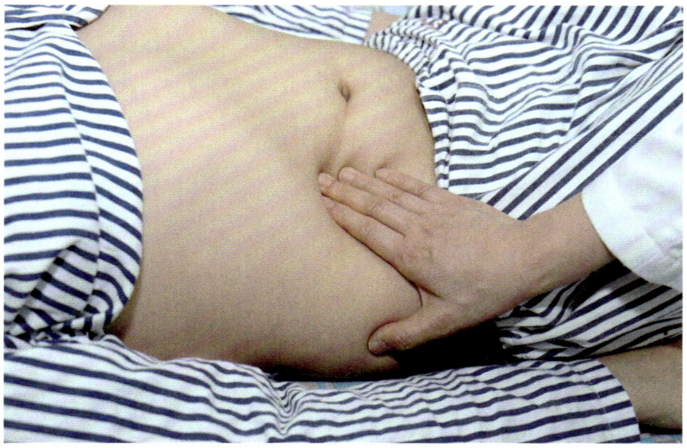

图 5-11　胆囊触诊 1

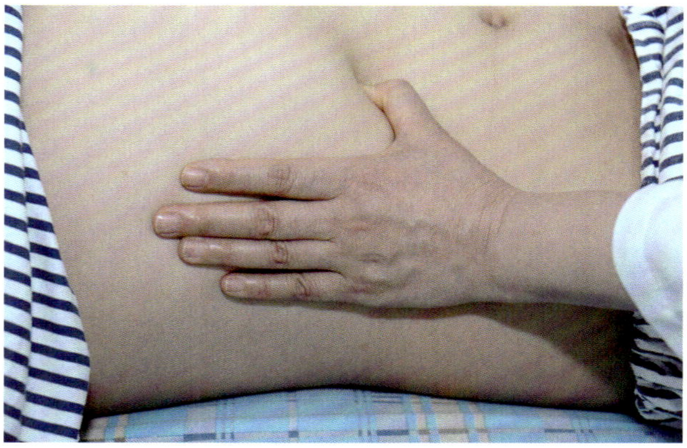

图 5-12　胆囊触诊 2

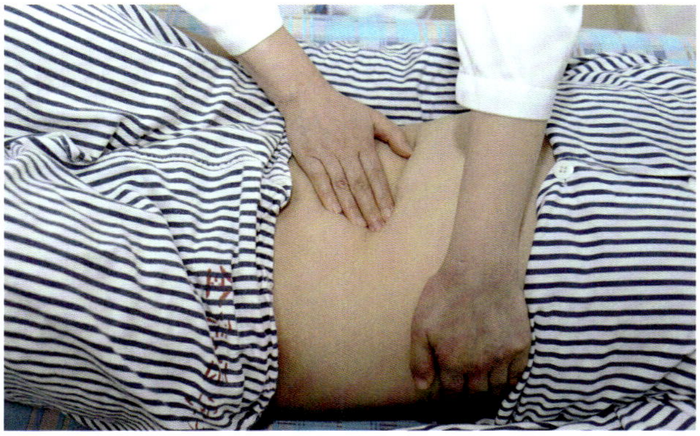

图 5-13　脾脏触诊 1

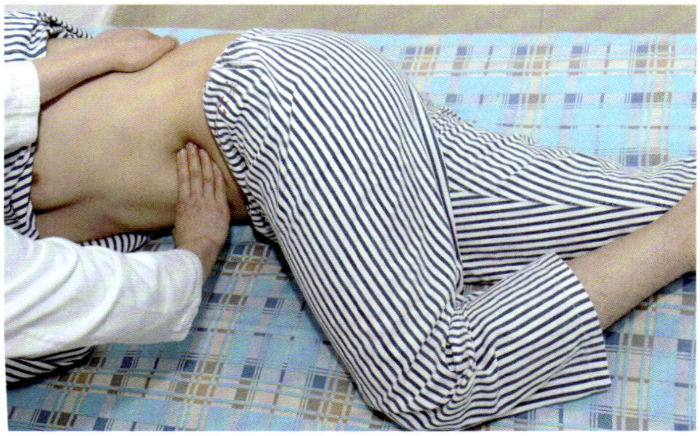

图 5-14　脾脏触诊 2

5）肾脏触诊：用双手触诊法，被检者一般取仰卧位。触诊右肾时，检查者用左手掌托住被检者右腰部并向上推，右手掌平放于同侧腹部（最好从右下腹开始，因为有时肿大的肾脏可达此处），右手示指外侧面与右肋缘大致平行，利用被检者腹式呼吸运动的呼气末，将右手逐渐探入深部，直抵后腹壁，待吸气时双手夹触肾脏（双合诊）。检查者再将左手从腹前方绕过，手掌从后向前托起左腰部，用右手按前法触诊左肾。触诊肾脏时，如两手已经相近而尚未触知肾脏，则应让被检者做深吸气，此时肾脏下降，则可在两手之间触及肾的大部或下端，呼气时，肾脏可在两手中滑出。还可用两手在吸气时互相做冲击动作，则较容易触到下垂的肾脏。必要时可嘱被检者取站立位触诊肾脏，被检侧的下肢微弯并放松，检查者位于被检者的右侧，以双手前后联合触诊双肾。触及肾脏时需了解其大小、形状、质地、压痛等特征（图 5-15）。

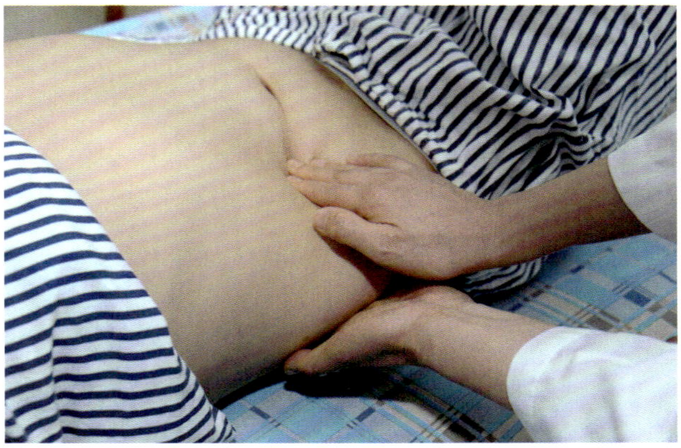

图 5-15　肾脏触诊

6）膀胱触诊：膀胱触诊一般采用滑行触诊法。检查者右手自脐部向耻骨联合方向触摸，积尿的膀胱呈扁圆形或圆形，有囊性感，推不动，压之有憋胀感和尿意，排尿后缩小或消失。

7）胰腺触诊：在上腹中部和左上腹触诊，一般触不到，如胰腺明显肿大，则呈横行条索状质硬无移动的包块。

（5）腹部肿块触诊：要了解腹部深处有无肿块，一般采用深部滑行触诊法。如触及腹部肿块则应注意肿块的部位、大小、表面形态、硬度、压痛、活动度、搏动性及其与邻近脏器、皮肤和腹壁的关系。

（6）液波震颤检查：被检者取仰卧位，检查者以左手掌放于被检者右侧腹壁，右手四指并拢稍屈曲，用指端叩击或冲击其左侧腹壁，如有大量腹水存在，贴于右腹壁的左手掌可有被液波冲击的动感。为防腹壁本身的振动传到对侧，应请另一人用掌尺侧缘垂直压于被检者腹中线上协助检查（图 5-16）。

（7）振水音检查：被检者取仰卧位，检查者将听诊器体件置于被检者上腹部，同时用并拢稍弯曲的右手指在上腹壁（手指与腹壁呈 70°）向下做连续迅速的冲击振动胃部，听诊有无空气与液体撞击的声音。

在无听诊器的情况下，可以一耳凑近被检者上腹部，同时用冲击触诊法振动胃部，听诊有无振水音（图 5-17）。

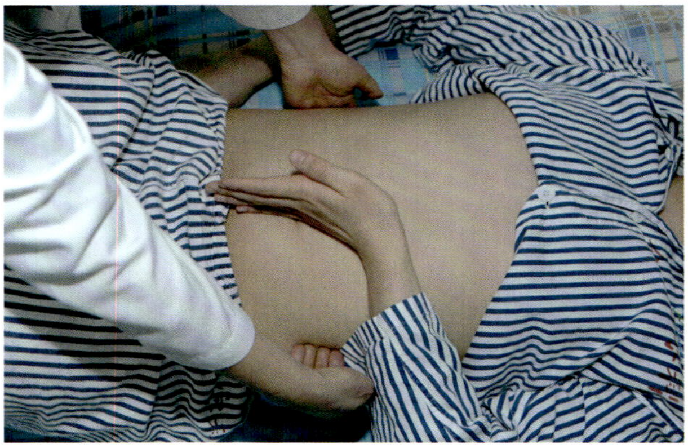

图 5-16 液波震颤检查

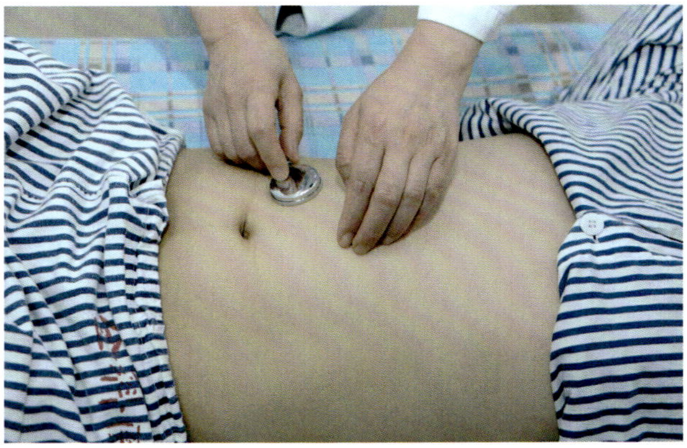

图 5-17 振水音检查

（四）叩诊

1. 腹部叩诊音：一般从左下腹开始按逆时针方向叩诊，最后叩诊脐部，以了解腹部的叩诊音。

2. 肝脏及胆囊叩诊

（1）肝界叩诊

1）肝上界：叩诊肝上界可在右锁骨中线、右腋中线和右肩胛线上进行。一般沿右锁骨中线自第 2 肋间向下逐一肋间以适当力度叩诊，至叩诊音由清音变为浊音的肋间为肝上界。必要时在右腋中线或右肩胛线上叩肝上界。

2）肝下界：由腹部鼓音区沿右锁骨中线或正中线往上叩，鼓音变为浊音处即是。肝下界叩诊不如触诊准确，常以触得的肝缘为肝下界，也可两者互相配合引证，如触及肝下缘时，记录肝上界至下缘之距离，即为肝脏的上下径。

（2）肝区叩击痛：检查者左手掌置于被检者的肝区（右胸下部），右手半握拳，轻击左手背，询问被检者有无疼痛（图 5-18）。

（3）胆囊区叩击痛：检查者左手掌放置在被检者右锁骨中线近肋弓处，右手半握拳，轻击左手背，询问被检者有无疼痛。

3. 脾浊音界叩诊：在左腋中线上进行，从上往下叩诊，叩至清音变为浊音时则为脾浊音界，再从脾浊音区往前正中线方向叩到变为鼓音处。

4. 移动性浊音：自被检者腹中部脐水平向左侧腹部叩诊，直至鼓音消失，左手板指不离开腹壁，嘱被检者呈右侧卧位，再继续叩诊该处，听取音调有无变化，如呈鼓音，则为移动性浊音阳性；如无鼓音出现，则为移动性浊音阴性。自该处继续向右侧腹部叩诊，直至再出现鼓音消失，左手板指仍然不离开腹壁，请被检者呈左侧卧位，再继续叩诊该处，以核实移动性浊音结果。

5. 肋脊角叩击痛：被检者取侧卧位或坐位，检查者用左手掌平放在被检者肋脊角处（肾区），右手握拳，用轻到中等度的力量叩击左手背，每次叩 1 ～ 2 下，停一停，反复 2 ～ 3 次，同时询问被检者的感觉，两侧进行对比叩击（图 5-19）。

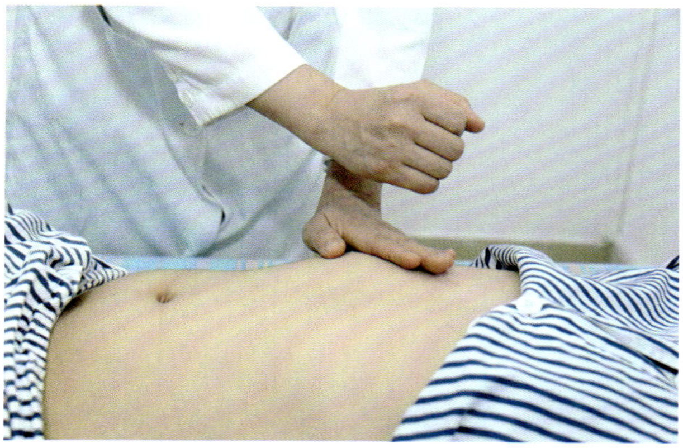

图 5-18 肝区叩击痛

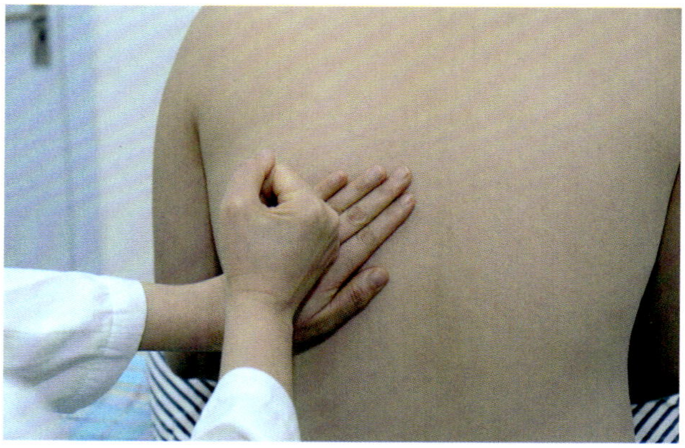

图 5-19 肋脊角叩击痛

6. 膀胱叩诊：先从脐附近往下叩，由鼓音变为浊音时则为膀胱，然后从下腹两侧往中间叩，叩出凸面向上的半圆形浊音区。排尿后此浊音区消失或缩小。

7. 水坑征：被检者取肘膝位，使脐部处于最低部位。检查者由侧腹部向脐部叩诊，如由鼓音转为浊音，则提示有 120 ml 以上腹水的可能，即水坑征阳性。

（五）听诊

1. 肠鸣音：用听诊器置于脐周或右下腹，听诊 1 min，以次 / 分记录，并判断肠鸣音有无增强、亢进、减弱或消失。

2. 腹部血管杂音：将听诊器体件置于被检者脐周围和脐部上方两侧、下腹两侧听诊腹主动脉、肾动脉及髂动脉有无血管杂音。如发现肝肿大，应在肝左叶听诊有无血管杂音。如有明显的腹壁静脉曲张时，应在脐周或上腹听诊，注意有无静脉性杂音。

3. 摩擦音：正常人无此腹膜摩擦音，当有纤维素渗出时，按病变的情况在特定脏器相应部位的腹壁可能闻及。练习时嘱被检者做深呼吸，在肝区、脾区及腹壁听诊。

4. 搔弹音：用作肝下缘测定，以左手持听诊器体件置于右锁骨中线肋缘之上，右手指沿右锁骨中线自脐水平向上呈“Z”形轻弹或搔刮右上腹壁，逐渐接近听诊器体件，或在上腹部半圆形等距离范围内由远处向体件处轻轻搔刮腹壁，当搔刮到肝的表面时，声音明显增强，在声音突然变强处即为肝的下缘。

说明：为正常人或无腹痛的患者做腹部检查时可按视、触、叩、听的顺序进行，当有腹痛等病变时则可按视、听、叩、触的顺序，但记录病历仍按视、触、叩、听的顺序书写。

生殖器、肛门、直肠检查

本章内容自学和观看影视教材，今后在相应专科教学时再见习。

腹部检查

- **腹部检查**
  - **腹部的体表标志及分区**
    - 体表标志 —— 肋弓下缘、剑突、腹上角、脐、髂前上棘、腹直肌外缘、腹中线、腹股沟韧带、耻骨联合、肋脊角
    - 腹部分区
      - 四区分法 —— 过脐划一水平线和垂直线
      - 九区分法
        - 水平线：两侧肋弓下缘连线和两侧髂前上棘连线
        - 垂直线：左、右髂前上棘至腹中线连线的中点作垂线
  - **视诊**
    - 嘱被检者排空膀胱，取低枕仰卧位，充分暴露全腹（剑突至耻骨联合）
    - 观察内容
      - 外形是否平坦
      - 腹部皮肤、呼吸运动、腹壁静脉、脐的状态和有无疝等
      - 切线方向：有无胃肠型、蠕动波及细小隆起
    - 腹壁曲张静脉血流方向测定
    - 测量腹围
  - **听诊**
    - 肠鸣音 —— 脐周或右下腹，1 min
    - 腹部血管杂音
      - 腹主动脉、肾动脉及髂动脉
      - 如有肝肿大，听诊肝左叶
      - 如有明显腹壁静脉曲张，在脐周或上腹听诊有无静脉性杂音
    - 摩擦音 —— 配合深呼吸，在肝区、脾区及腹壁听诊
    - 搔弹音 —— 用作肝下缘测定
  - **叩诊**
    - 腹部叩诊音 —— 自左下腹按逆时针
    - 肝脏和胆囊叩诊
      - 肝界叩诊（矮胖体型者可高一肋间，瘦长体型者可低一肋间）
        - 肝上界 —— 右锁骨中线（正常位于第5肋间）、右腋中线（正常位于第7肋间）、右肩胛线（正常位于第10肋间）
        - 肝下界 —— 右锁骨中线（正常位于右季肋下缘）、右腋中线（正常位于第10肋间）、右肩胛线（注意：触诊较为准确）
        - 测量 —— 肝脏的上下径（正常9～11 cm）
      - 肝区叩击痛 —— 右胸下部
      - 胆囊区叩击痛 —— 右锁骨中线近肋弓处
    - 脾浊音界叩诊 —— 左腋中线进行，从上往下，清音变为浊音为脾浊音界，再从脾浊音界往前正中线方向叩到变为鼓音处
    - 移动性浊音
      - 注意叩诊手法，阳性提示腹腔内游离腹腔积液≥1000 ml
      - 水坑征：肘膝位，阳性提示120 ml以上的腹腔积液
    - 肋脊角叩击痛
    - 膀胱叩诊（凸面向上的半圆形浊音区，排尿后此浊音区消失或缩小）
      - 从脐附近往下叩，鼓音变为浊音
      - 从下腹两侧往中间叩

- **触诊**
  - 腹壁紧张度——左下腹，逆时针方向（最后检查病痛部位）
  - 压痛：如阑尾压痛点、胆囊压痛点
  - 反跳痛
  - 泌尿系统疾病压痛点检查
    - 腹面
      - 季肋点（第10肋骨前端）
      - 上输尿管点（在脐水平线上腹直肌外缘）
      - 中输尿管点（在髂前上棘水平腹直肌外缘）
    - 背面
      - 肋脊点（第12肋骨与脊柱的交角——肋脊角的顶点）
      - 肋腰点（第12肋骨与腰肌外缘的交角——肋腰角的顶点）
  - 腹部脏器
    - 肝脏
      - 单手触诊法
      - 双手触诊法
      - 勾指触诊法
      - 配合腹式呼吸，注意其大小、质地、边缘及表面状态，有无压痛、肝区搏动及震颤、摩擦感、肝颈静脉回流征和肝震颤
    - 肝颈静脉回流征
      - 被检者卧床，头垫一枕头，张口平静呼吸
      - 将床头抬高30°～45°，使颈静脉怒张水平位于颈根部，检查者右手掌紧贴右上腹肝区，逐渐持续加压10 s，观察颈静脉怒张的程度——阳性：右心衰竭患者颈静脉持续而明显怒张，但停止压迫肝脏后怒张水平下降（至少4 cmH_2O）
    - 胆囊
      - 大小的触诊——手法同肝脏单手触诊法，也可用勾指触诊法——有囊性感的包块，注意描述其大小、形状、质地、压痛及与呼吸关系等特征
      - 触痛与Murphy征——拇指指腹勾压胆囊点——嘱被检者缓慢深吸气
        - 出现胆囊点疼痛——胆囊触痛
        - 疼痛并突然中止吸气——Murphy征阳性
    - 脾脏
      - 仰卧位，两腿稍屈曲，双手触诊法
      - 右侧卧位，左下肢屈曲，双手触诊法
      - 了解其大小、表面形状、边缘、硬度、压痛等特征（轻度肿大测第Ⅰ线，明显肿大测第Ⅱ、Ⅲ线）
    - 肾脏——仰卧位、配合呼吸、双手夹触——了解其大小、形状、质地、压痛等特征
    - 膀胱——自脐部向耻骨联合方向触摸，滑行触诊法
    - 胰腺——在上腹中部和左上腹触诊
  - 腹部肿块
    - 深部滑行触诊法
    - 注意：肿块的部位、大小、表面形态、硬度、压痛、活动度、搏动性及其与邻近脏器、皮肤和腹壁的关系
  - 液波震颤——阳性提示腹水3000～4000 ml
  - 振水音——右手指在上腹壁向下做连续迅速的冲击振动胃部，听诊有无空气与液体撞击的声音

第六章 脊柱、四肢检查

视频 7

一、教学目的

1. 掌握脊柱、四肢的检查内容。
2. 熟练掌握常用脊柱、四肢检查方法。
3. 初步掌握脊柱、四肢异常体征的临床意义。

二、教学要求

1. 本次练习前应做好预习。
2. 了解脊柱、四肢的基本检查方法。
3. 备好白大衣、笔记本等物品。

三、教学方法

1. 看体格检查录像的“脊柱、四肢检查”部分。
2. 由教师示范脊柱、四肢检查。
3. 学生两人结对练习，教师指导。
4. 按病历书写规范完成检查记录。

四、教学内容

（一）脊柱检查

1. 脊柱弯曲度：被检者取坐位或站立位，暴露背部，观察正常 4 个生理弯曲（颈椎前凸、胸椎后凸、腰椎前凸、骶椎后凸）是否存在。用右手示指与中指放在脊柱的棘突两侧，自第 7 颈椎稍用力往下划压，使划过的皮肤出现一条红色充血痕迹，观察有无侧弯。侧面观察脊柱各部位，了解有无后突畸形（图 6-1）。

2. 脊柱活动度

（1）颈椎活动度：双手固定被检者双肩，嘱被检者做颈部前屈、后伸、左右侧屈和旋转运动，观察脊柱的颈部活动度有无受限。

（2）腰椎活动度：双手固定被检者骨盆，嘱被检者做腰部前屈、后伸、左右侧屈和旋转运动，观察脊柱的腰部活动度有无受限。

3. 压痛与叩击痛

（1）压痛：被检者取端坐位，检查者用拇指自上而下逐个按压脊柱棘突及椎旁肌肉直至骶部，如有压痛，请被检者及时告知，并计数病变椎体位置。

（2）叩击痛：有直接叩击法和间接叩击法。

1）直接叩击法：被检者取端坐位，用叩诊锤或右手中指直接叩击胸椎和腰椎棘突，询问其有无叩击痛。如有叩痛，则计数病变椎体位置（图 6-2）。

2）间接叩击法：嘱被检者取端坐位，将左手掌置于被检者头顶部，右手半握拳叩击左手背，询问被检者有无疼痛。如有疼痛，则应查清病变椎体位置（图 6-3）。

4. 直腿抬高试验（Lasegue 征）：被检者仰卧，双下肢伸直，检查者一手握被检者踝部，一手置于其大腿伸侧，分别做双侧直腿抬高动作，腰与大腿正常成角可达 80°～90°，抬高不足 70°且伴有下肢后侧的放射性疼痛，则为阳性（图 6-4）。

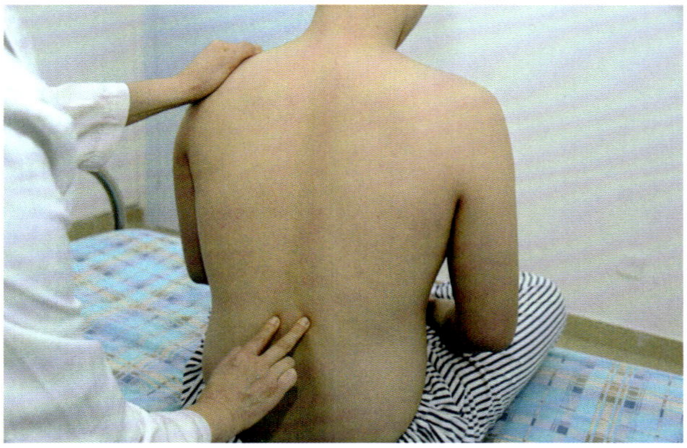

图 6-1　脊柱弯曲度

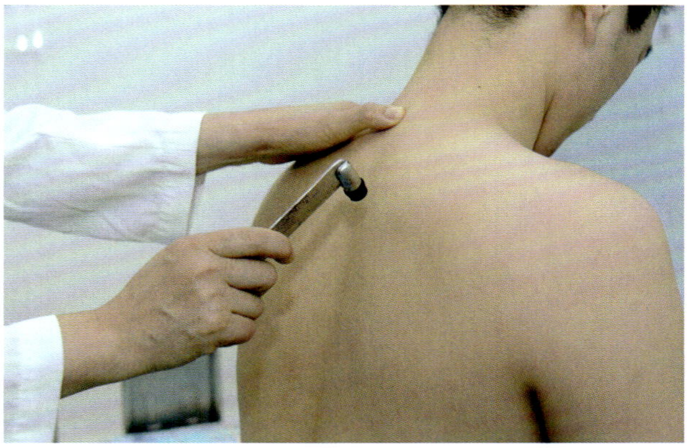

图 6-2　直接叩击法

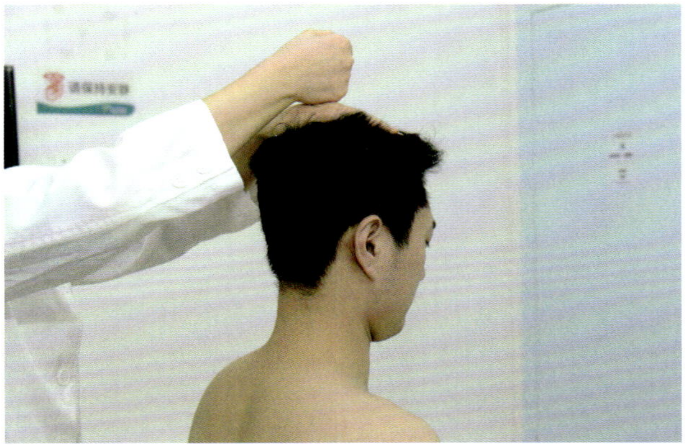

图 6-3　间接叩击法

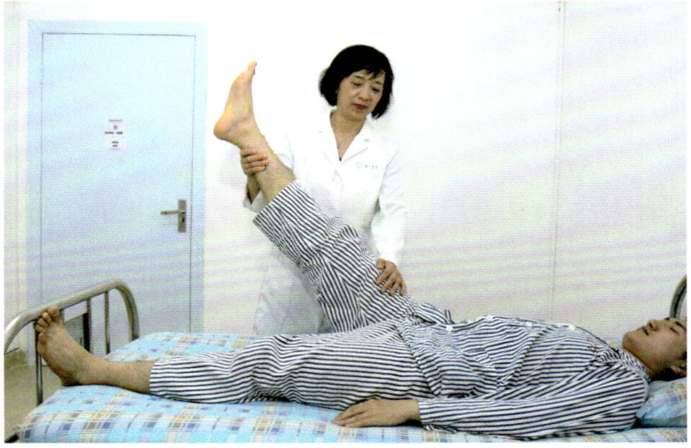

图 6-4　直腿抬高试验

（二）四肢

检查四肢时要充分暴露，常用视诊与触诊，检查四肢及关节的形态、肢体长度是否对称、活动度或运动、有无触痛等情况。

1. 上肢

（1）长度：嘱被检者双上肢向前并拢比较其长度。

（2）肩关节：充分暴露双肩关节，取坐位，观察外形有无改变。嘱被检者将肘关节贴在胸前，用手触摸对侧耳朵，检查肩关节内收功能；再用手从颈后摸对侧耳朵，检查肩关节前屈、外展及外旋功能；用手从背后摸对侧肩胛骨下角，了解肩关节内旋、后伸功能是否正常。触压关节有无疼痛（图 6-5 至图 6-7）。

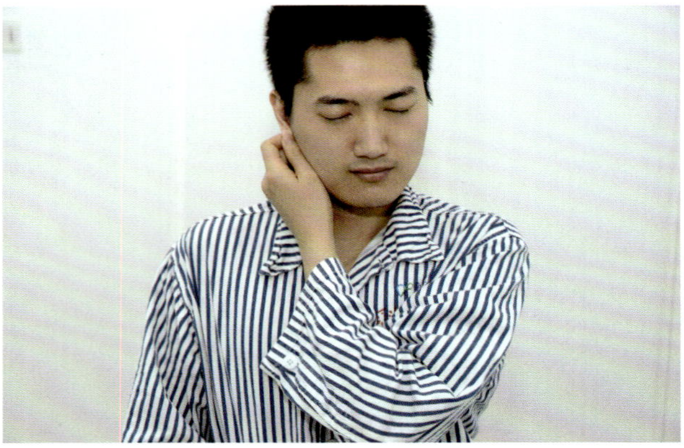

图 6-5　肩关节运动检查 1

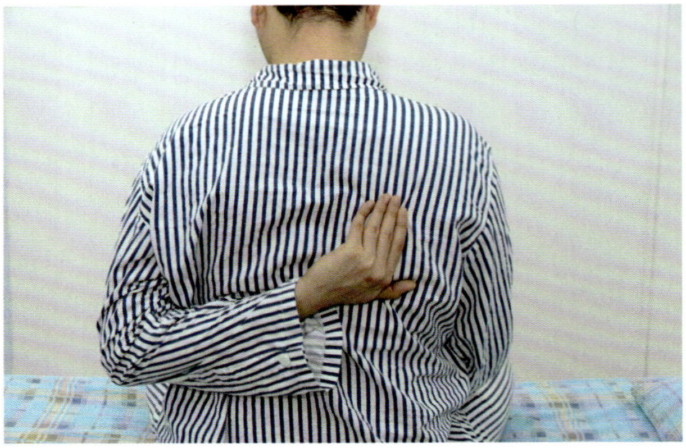

图 6-7　肩关节运动检查 2

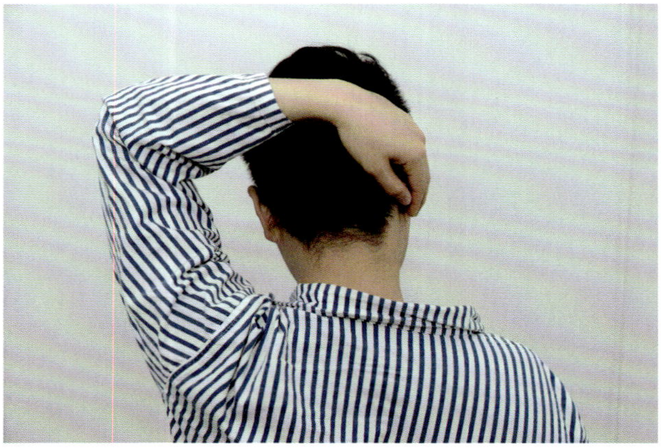

图 6-6　肩关节运动检查 3

搭肩试验（Dugas 征）：被检者以手掌平放于对侧肩关节前方，如不能搭上且前臂不能自然地贴紧胸壁，为搭肩试验（Dugas 征）阳性。此征阳性提示肩关节脱位。

（3）肘关节：注意两侧肘关节的外形，包括肘窝部是否饱满或肿胀。做屈肘、旋前和旋后运动是否正常。关节有无触压痛。肘关节伸直，观察肱骨内、外上髁和鹰嘴是否连成一线（修特线，Hüter 线）；屈肘时是否形成三角（修特三角，Hüter 三角）。

（4）腕和手：观察腕关节和手的各关节外形，有无畸形，局部有无肿胀与隆起，有无杵状指、反甲、匙状甲等。了解腕关节背伸、掌屈、内收及外展运动。反复做两次握拳动作，以了解各掌指及指间关节的运动情况。然后触摸各关节并询问被检者有无疼痛。

2. 下肢

（1）观察外形：观察双下肢是否对称，长度是否一致，有无皮肤破损、溃疡、皮下出血、肿胀、静脉曲张等。

（2）髋关节：观察外形和步态，局部有无肿胀、窦道与瘢痕，有无触压痛。检查屈曲、内收、外展、旋转及后伸等活动度。

屈曲：仰卧位，检查者一手压被检者髂嵴，另一手将被检者屈曲膝关节推向前胸。

内收：仰卧位，双下肢伸直，固定骨盆，一侧下肢从中立位向对侧下肢前面交叉并内收，正常可内收到对侧大腿的中 1/3 处。

外展（单侧测量法）：仰卧位，双下肢伸直，固定骨盆，使一侧下肢从中立位外展，记录角度，正常可达 30°～45°。

旋转：

方法一：患者仰卧位，下肢伸直，检查者双手放在被检者大腿下部或膝部旋转大腿。

方法二：被检者屈髋屈膝 90°，检查者一手扶被检者膝部，另一手握其踝部，使被检者小腿做外展和内收运动，此时髋关节则为外旋和内旋。

后伸：俯卧位，检查者一手压被检者臀部，另一手握被检者小腿下端，屈膝 90°后上提。

被检者呈仰卧位。检查者右手握拳分别叩击被检者两足跟，并询问其髋关节有无疼痛。

（3）膝关节检查

视诊：观察膝关节有无形态改变和肿胀。膝关节能否伸直，屈膝时小腿后部能否与大腿后面相贴，足跟可否接触臀部。站立时嘱被检者两腿并拢，观察膝与踝能否同时相接触，判断有无“O”形腿或“X”形腿。观察步态、下蹲及单腿跳有无异常。

触诊膝关节有无压痛、周围有无包块。

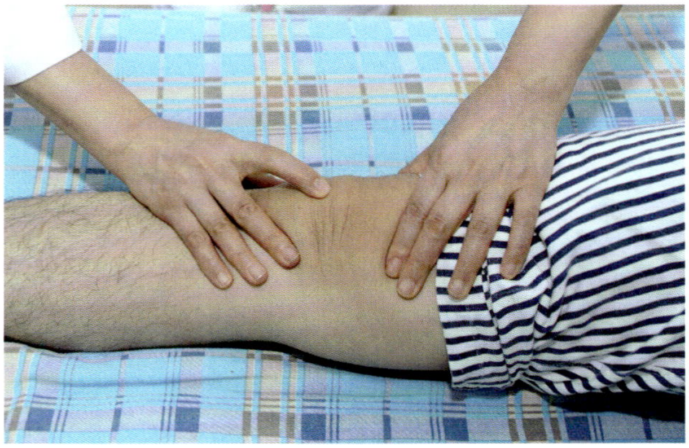

图 6-8　浮髌试验

浮髌试验：被检者呈仰卧位，双下肢伸直，检查者左手拇指和其余手指分别固定在被检者膝关节上方两侧，压迫髌上囊，将液体挤入膝关节腔，右手拇指和其余手指分别固定在膝关节下方两侧，右手示指垂直按压髌骨并迅速抬起，了解髌骨有无浮动感（图 6-8）。

被检者呈仰卧位，屈髋屈膝，检查膝关节屈曲、伸展、内旋、外旋等。

（4）踝关节与足：观察有无肿胀、局部隆起，有无扁平足、足内外翻等畸形，有无压痛。了解踝关节背伸、跖屈，距跟关节内外翻，跖趾关节跖屈及背伸运动等情况。

脊柱、四肢检查

- 脊柱、四肢检查
  - 脊柱检查
    - 弯曲度
      - 视诊
        - 背后观察
        - 侧面观察
        - 1.观察正常4个生理弯曲是否存在
        - 2.观察有无前凸或后凸畸形
      - 触诊 —— 自第7颈椎沿脊柱棘突两侧稍用力往下划压，观察有无侧弯
    - 活动度
      - 颈椎活动度
        - 双手固定被检者双肩
        - 嘱被检者做颈部前屈、后伸、左右侧屈和旋转运动
      - 腰椎活动度
        - 双手固定被检者骨盆
        - 嘱被检者做腰部前屈、后伸、左右侧屈和旋转运动
    - 压痛
      - 被检者取端坐位
      - 用拇指自上而下逐个按压脊柱棘突及椎旁肌肉直至骶部
    - 叩击痛
      - 直接叩击法 —— 用叩诊锤或右手中指直接叩击胸椎和腰椎棘突
      - 间接叩击法 —— 左手掌置于被检者头顶部，右手半握拳叩击左手背
    - 直腿抬高试验
      - 腰与大腿成角正常可达80°～90°
      - 抬高不足70°且伴有下肢后侧的放射性疼痛为阳性
  - 四肢检查
    - 上肢
      - 长度
      - 肩关节
        - 视 —— 观察外形有无改变
        - 触 —— 触压关节有无疼痛
        - 动
          - 内收：肘关节贴在胸前，用手触摸对侧耳朵
          - 前屈、外展及外旋：用手从颈后摸对侧耳朵
          - 内旋、后伸：用手从背后摸对侧肩胛骨下角
        - 搭肩试验
      - 肘关节
        - 视
          - 注意两侧肘关节的外形
          - 伸直时，肱骨内、外上髁和鹰嘴是否连成一线
          - 屈肘时，是否形成三角（修特三角）
        - 触 —— 有无触压痛
        - 动 —— 屈肘、旋前和旋后运动
      - 腕和手
        - 视 —— 观察腕关节和手的各关节外形，有无畸形，局部有无肿胀与隆起，有无杵状指、反甲、匙状甲等
        - 触 —— 触摸各关节询问有无疼痛
        - 动
          - 腕关节背伸、掌屈、内收及外展运动
          - 反复做两次握拳动作，了解各掌指及指间关节的运动情况
    - 下肢
      - 对称、长度，有无皮肤破损、溃疡、皮下出血、肿胀、静脉曲张等
      - 髋关节
        - 视：外形和步态，局部有无肿胀、窦道与瘢痕
        - 触：有无触压痛
        - 动：屈曲、内收、外展、旋转及后伸（俯卧位，最后检查）等
        - 叩：仰卧位，检查者右手握拳分别叩击被检者两足跟，并询问其髋关节有无疼痛
      - 膝关节
        - 视
          - 有无形态改变和肿胀
          - 能否伸直，屈膝时小腿后部能否与大腿后面相贴，足跟可否接触臀部
          - 站立时，判断有无“O”形腿或“X”形腿
          - 观察步态、下蹲及单腿跳
        - 触 —— 有无压痛，周围有无包块
        - 浮髌试验
        - 动：仰卧位，屈髋屈膝，检查屈曲、伸展、内旋、外旋等
      - 踝关节与足
        - 视
          - 有无肿胀、局部隆起
          - 有无扁平足、足内外翻等畸形
        - 触 —— 有无压痛
        - 动 —— 背伸、跖屈，距跟关节内外翻，跖趾关节跖屈及背伸运动

第七章　神经系统检查

视频 8

一、教学目的

1. 掌握神经系统检查内容及基本方法。
2. 熟练掌握常用神经反射的检查方法。
3. 初步掌握异常神经反射的临床意义。

二、教学要求

1. 本次练习前应作好预习。
2. 了解神经反射的基本反应。
3. 备好白大衣、笔记本等物品。

三、教学方法

1. 看体格检查录像的“神经系统检查”部分。
2. 由教师示范常用神经系统检查。
3. 学生两人结对练习，教师指导。
4. 按病历书写规范完成检查记录。

四、教学内容

(一)脑神经检查

1. 嗅神经检查（课外）：嗅觉的灵敏度可通过问诊了解，检查时嘱被检者压住一侧鼻孔，然后用醋、酒、香皂等分别放于其鼻孔前，要求被检者分辨各物品的气味，同法检查对侧。

2. 视神经检查：见第二章视力、视野检查。

3. 动眼神经检查：见第二章眼球运动检查。

4. 滑车神经检查：见第二章眼球运动检查。

5. 三叉神经检查：三叉神经具有运动与感觉两种功能，并参与角膜反射。

（1）感觉功能检查

触觉检查：检查者用棉签自内向外轻触前额、鼻部两侧及下颌（三叉神经分布区域），对比两侧的感觉差异。

痛觉检查：检查痛觉时用针尖轻刺上述三叉神经分布区域的皮肤，用力要均匀，随时询问被检者对痛觉的灵敏度。

温度觉检查（课外）：用盛有热水和冷水的试管在以上部位测试。

（2）角膜反射：嘱被检者睁眼向内侧注视，以消毒棉絮轻触外侧角膜，正常反应为双眼迅速闭合。

（3）运动功能检查：检查者将双手置于被检者两侧颞肌、咀嚼肌处，嘱被检者做咀嚼动作，即可对比两侧咀嚼肌力量强弱的差异。再将一手置于颏下向上用力，并嘱被检者做张口动作，以感触张口动作时的肌力。

6. 展神经（又称外展神经）检查：见第二章“检查眼球运动”部分。

7. 面神经检查

运动功能检查：观察睑裂、鼻唇沟及口角两侧是否对称，检查时嘱被检者做皱眉、闭眼、露齿、鼓腮或吹口哨动作，观察左右两侧是否对称。

味觉检查（课外）：被检者伸舌，用棉签涂少许糖、盐、醋于舌面，询问是什么味道，以测试味觉，每试一种后用水漱口。面神经损害者则舌前 2/3 味觉丧失。

8. 位听神经检查：见听力检查。其前庭功能检查在专科进行。

9. 舌咽神经和迷走神经检查：询问被检者有无吞咽困难、饮水呛咳、声音嘶哑、鼻音及失声。检查时注意被检者发音情况，有无呛咳。嘱其张口，先观察腭垂是否居中，两侧软腭高度是否一致，然后嘱其发“啊”音，观察两侧软腭上抬是否有力，双侧是否对称，腭垂（悬雍垂）是否偏斜。以压舌板轻触咽后壁两侧，观察有无咽肌收缩、舌后缩及恶心反应等咽反射和感觉。舌咽神经损害时，舌后 1/3 的味觉减退或丧失，检查方法同面神经。

10. 副神经检查：观察胸锁乳突肌及斜方肌有无萎缩，有无斜颈及垂肩。检查时将一手置于被检者腮部，嘱其向该侧转头，测试胸锁乳突肌的收缩力，然后将手放于被检者双肩向下压，嘱被检者做对抗性耸肩动作（图 7-1，图 7-2）。

11. 舌下神经检查：嘱被检者伸舌，观察伸舌有无偏斜、舌萎缩和颤动。

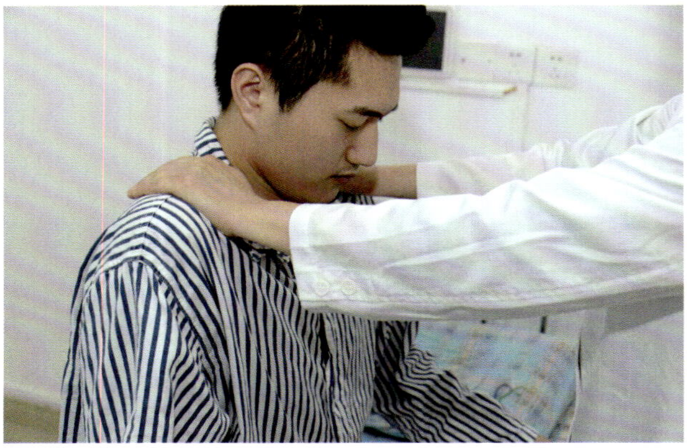

图 7-1 副神经检查 1

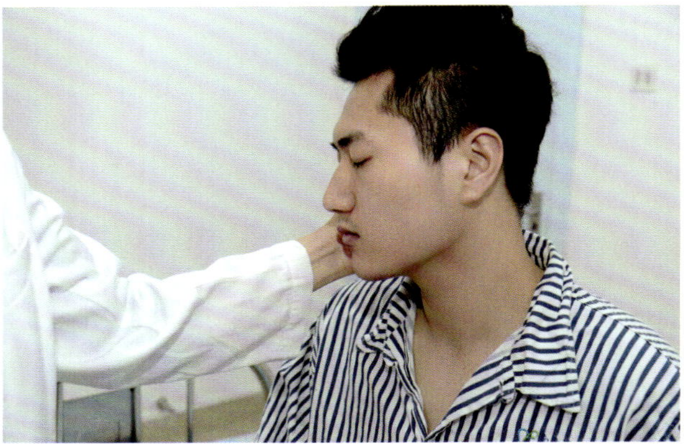

图 7-2 副神经检查 2

（二）运动功能检查

1. 随意运动与肌力：随意运动检查见第六章脊柱、四肢检查。

肌力：请被检者活动上肢，检查者右手置于被检者左前臂内侧，嘱被检者做屈肘动作；右手置于被检者左前臂外侧，嘱其做伸肘动作，测试被检者上肢克服阻力的力量，即肌力。相同方法测试右前臂肌力，并与左侧作比较。请被检者双手紧握检查者示指和中指，检查者用力回抽，以比较双手的握力。

请被检者活动下肢，观察有无运动功能障碍。用手握住被检者小腿，嘱被检者做屈腿动作；用手置于被检者胫骨下方并施加压力，请被检者对抗阻力做伸膝动作，检查肌力并两侧对比。

按六级分级法（0 ～ 5 级）记录肌力。

2. 肌张力：在静息状态下，检查者触摸被检者肌肉的硬度（紧张度）。触诊时肌肉有坚实感、被动运动时阻力增加者为肌张力增强；触诊时肌肉松软、被动运动时阻力小、关节过伸为肌张力减弱。

3. 不自主运动：观察有无震颤、舞蹈征及手足徐动。

4. 共济运动

（1）指鼻试验

方法一：嘱被检者将前臂外旋、伸直，以示指触自己的鼻尖，先慢后快、先睁眼后闭眼，反复做上述动作。正常人动作准确，共济失调患者指鼻动作经常失误（图 7-3）。

方法二：嘱被检者先以示指接触 0.5 m 处检查者的示指，再以示指触自己的鼻尖，由慢到快、先睁眼后闭眼，重复进行。

（2）轮替动作：嘱被检者伸直手掌并反复做快速旋前旋后动作，以观察拮抗肌群的协调动作（图 7-4）。

（3）跟-膝-胫试验：嘱被检者睁眼、仰卧，抬起一侧下肢，将足跟置于另一侧膝部下端，并沿胫骨前缘下滑；再闭眼重复进行（图 7-5）。

（4）闭目难立征（Romberg sign）：测试时嘱被检者两臂向前伸平，双足并拢直立，然后闭目，如出现身体摇晃或倾斜则为阳性（图 7-6）。

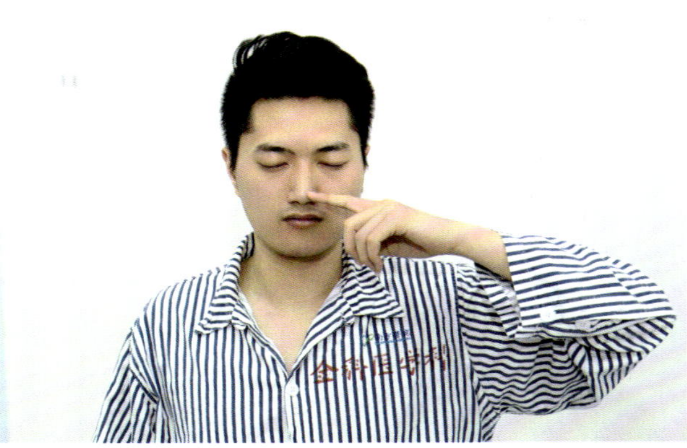

图 7-3　指鼻试验

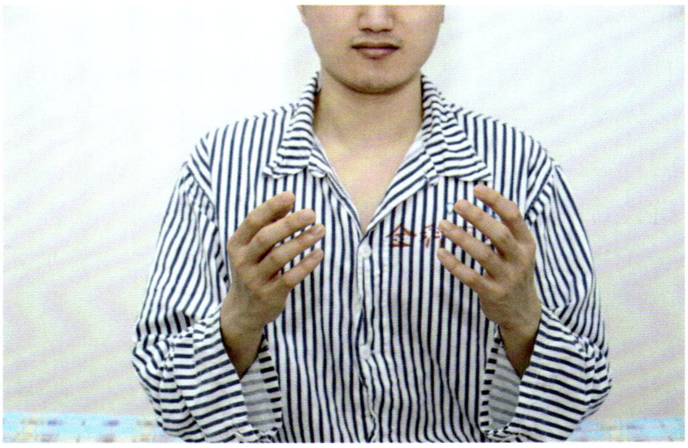

图 7-4　轮替动作

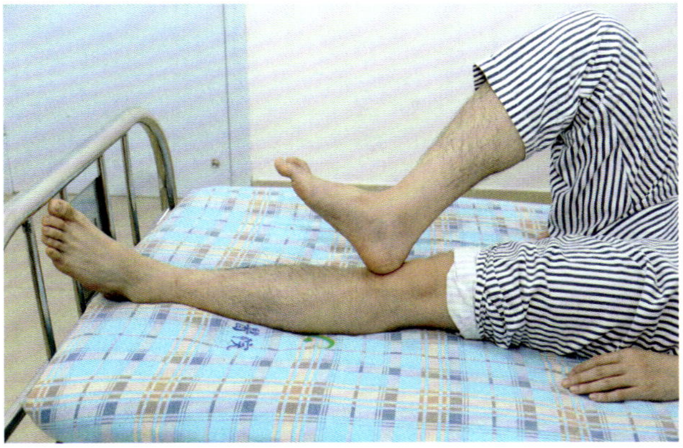

图 7-5　跟-膝-胫试验

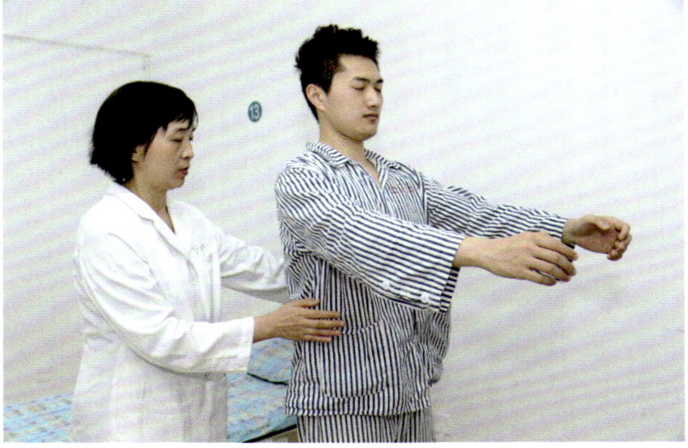

图 7-6　闭目难立征

（三）感觉功能检查

1. 浅感觉检查：包括皮肤及黏膜的痛觉、触觉及温度觉。

（1）痛觉：通常用大头针尖以均匀的力量轻刺被检者皮肤，让被检者立即陈述具体的感受。为了避免主观或暗示作用，被检者应闭目接受测试。测试时注意两侧对称部位的比较，检查后记录感觉障碍（或正常）的类型（正常、过敏、减退、消失）与范围。

（2）触觉：用棉签轻触被检者的皮肤黏膜，让其回答有无一种轻痒的感觉。正常人对轻触感很灵敏。

（3）温度觉：通常用盛有热水（40 ～ 50℃）及冷水（5 ～ 10℃）的试管测试，让被检者回答自己的感受（冷或热）。正常人能明确辨别冷热的感觉。

2. 深感觉检查

（1）运动觉：嘱被检者闭目，检查者轻夹被检者手指或足趾两侧，使其做被动伸或屈的动作，询问其移动方向（向上或向下）。

（2）位置觉：让被检者闭目，将其肢体放置在某种位置上，询问肢体所处的位置。

（3）振动觉：用振动的音叉（128 Hz）放置在被检者肢体的骨隆起处（如内外踝、腕关节、髂嵴等），注意两侧对比，询问有无共鸣性振动感（未配备音叉时，该检查暂不做）。

3. 复合感觉检查：在学习神经病学时练习。

（四）神经反射

1. 生理反射

（1）浅反射：包括角膜反射、腹壁反射、提睾反射、跖反射。

1）角膜反射：见“脑神经检查”。

2）腹壁反射：被检者平卧，双下肢稍屈曲，使腹肌松弛，以钝竹签轻轻划过腹壁皮肤（从外到内），正常时可看到腹壁肌收缩。分左、右两侧，上、中、下三部位对比进行检查，分别以“存在”“减弱”“消失”记录之。

3）提睾反射：用竹签由下至上轻划男性被检者大腿内侧上方皮肤，同侧睾丸则上提（练习时一般不做此检查）。

4）跖反射：被检者仰卧，下肢伸直，检查者一手持被检者踝部，另一手用钝头竹签自后向前划足底外侧至小趾掌指关节处转向拇趾侧。正常可见足趾向跖面屈曲（图 7-7）。

（2）深反射：有肱二头肌反射、肱三头肌反射、桡反射、膝反射、跟腱反射。

1）肱二头肌反射：被检者的前臂屈曲，检查者以左拇指置于被检者的肱二头肌肌腱上，用叩诊锤叩打该拇指。正常反应为肱二头肌收缩，表现为前臂呈快速的屈曲动作，分别以“正常”“亢进”“减弱”“消失”记录之（图 7-8）。

2）肱三头肌反射：使被检者肘部屈曲，前臂内旋，检查者托住其前臂及肘关节，用叩诊锤叩打被检者尺骨鹰嘴上方的肱三头肌肌腱。正常反应为肱三头肌收缩，前臂稍伸展（图 7-9）。

3）桡骨膜反射（桡反射）：检查者以左手托住被检者的前臂，并使其腕关节自然下垂，以叩诊锤叩击桡骨茎突。正常反应为屈肘和旋前运动；也有称正常反应为前臂屈曲和旋后运动。但我们要掌握的重点是前臂屈曲（屈肘）（图 7-10）。

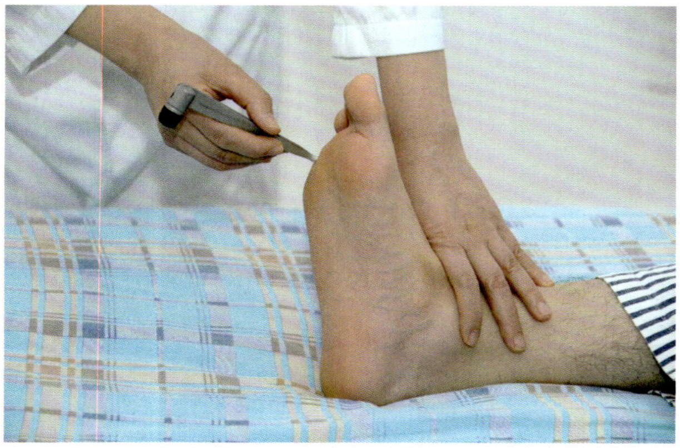

图 7-7 跖反射

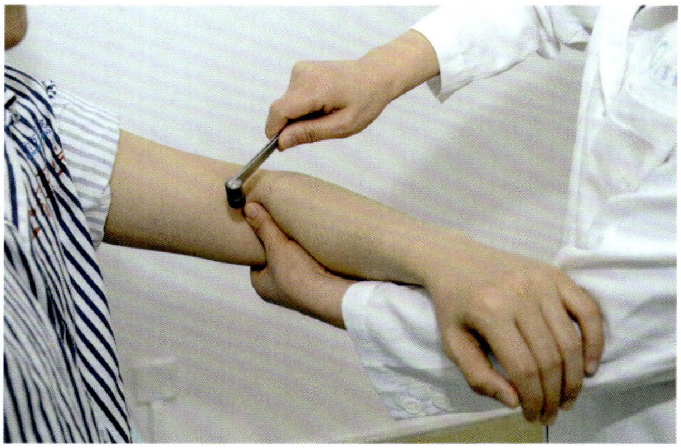

图 7-8 肱二头肌反射

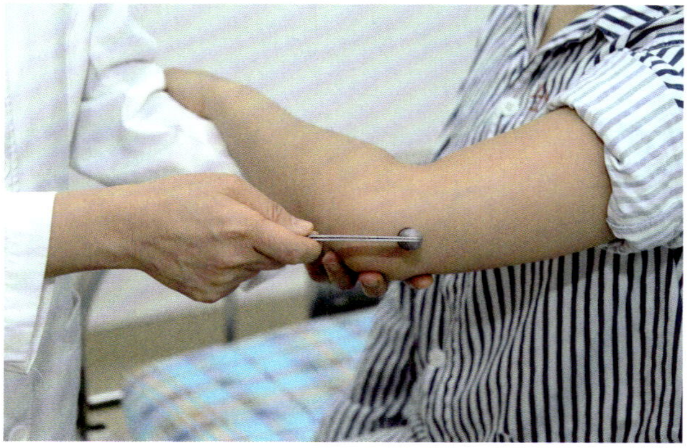

图 7-9　肱三头肌反射

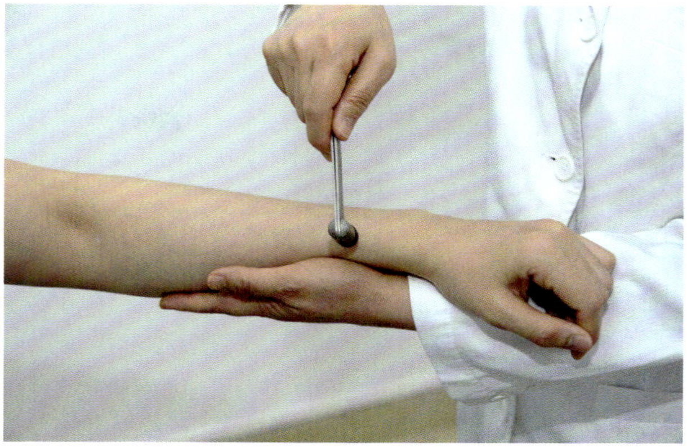

图 7-10　桡骨膜反射

4）膝反射：被检者取坐位时，小腿自然下垂且与大腿成直角，或取卧位，医生用左手在被检者腘窝部托起下肢，使髋、膝关节稍屈曲，叩击髌骨下方股四头肌肌腱。正常反应为股四头肌收缩，小腿有伸展运动（图 7-11）。

5）跟腱反射：被检者取仰卧位，髋及膝关节稍屈曲，大腿外展及外旋，检查者用左手扶持被检者的足部使其背屈成直角，用叩诊锤叩击跟腱。正常反射为腓肠肌收缩，足向跖屈曲（图 7-12）。

2. 阵挛：是腱反射极度亢进的表现。

（1）髌阵挛：被检者下肢伸直，检查者用示指及拇指持髌骨上端，并用力向下快速推动数次，且保持一定推力。若髌骨有节律性上下运动（股四头肌有节律性收缩所致），称为髌阵挛阳性（图 7-13）。

（2）踝阵挛：被检者仰卧，髋、膝关节稍屈曲，检查者一手握住被检者小腿，另一手握住被检者脚趾，用力使踝关节背屈，若足呈节律性震颤，称为踝阵挛阳性（图 7-14）。

3. 病理反射

（1）Babinski 征（巴宾斯基征）：被检者仰卧，下肢伸直，用竹签由足跟开始沿足底外侧向前轻划，至小趾近跟部再转向拇趾侧。如拇趾背伸，其余四趾呈扇形展开，则为 Babinski 征阳性（图 7-15）。

（2）Oppenheim 征（奥本海姆征）：用拇指及示指沿被检者的胫骨前缘用力由上向下滑压，如拇趾背伸，四趾呈扇形展开为阳性（图 7-16）。

（3）Gordon 征（戈登征）：握挤腓肠肌时，阳性表现同 Babinski 征阳样反应（图 7-17）。

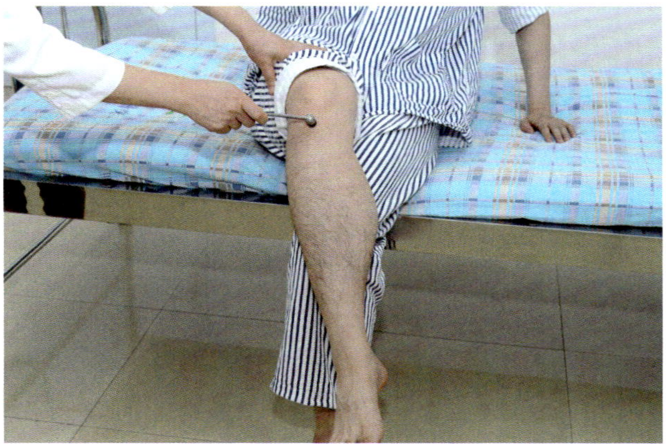

图 7-11　膝反射

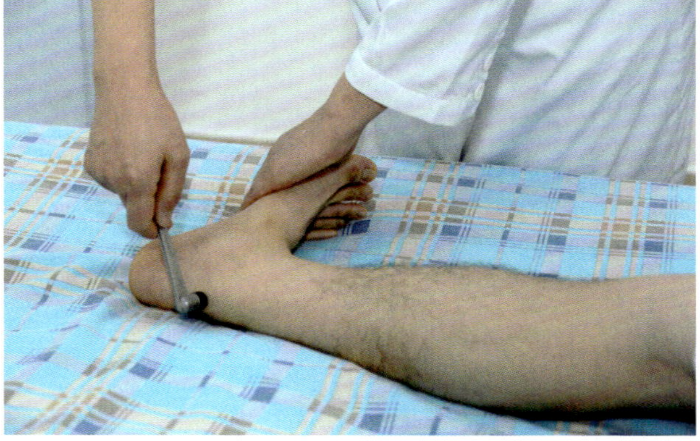

图 7-12　跟腱反射

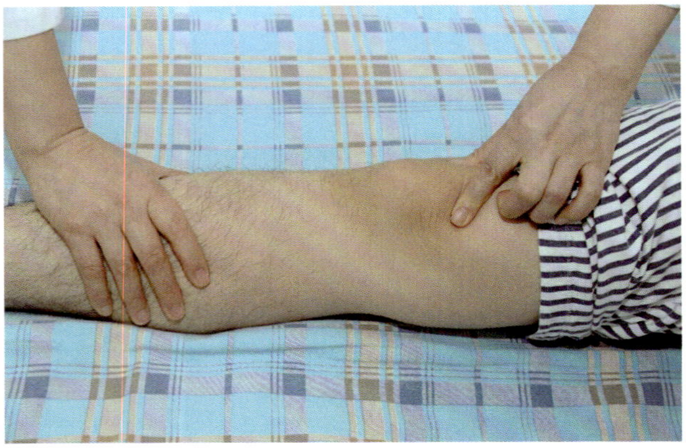

图 7-13 髌阵挛检查

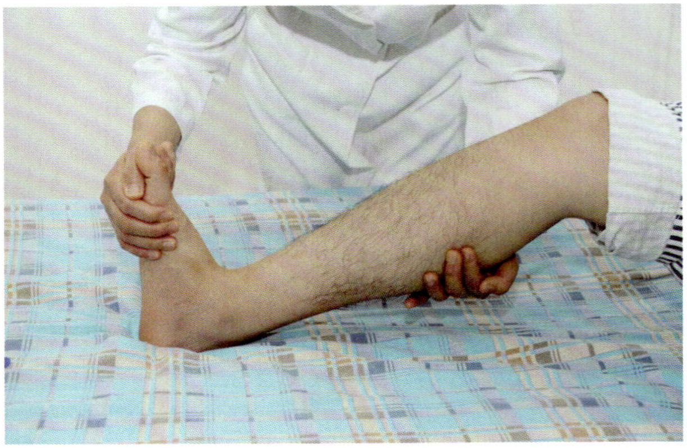

图 7-14 踝阵挛检查

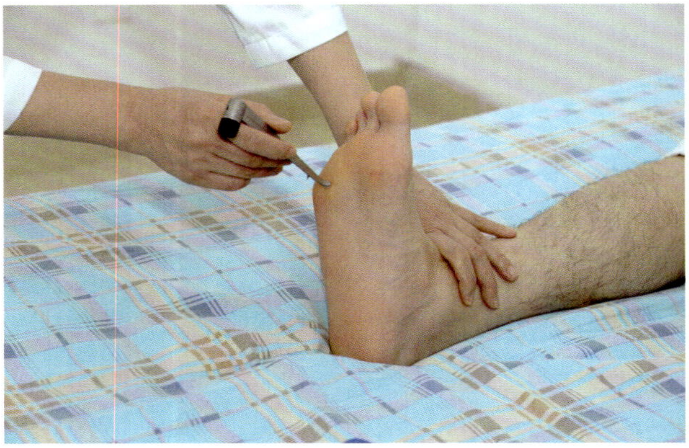

图 7-15 Babinski 征检查

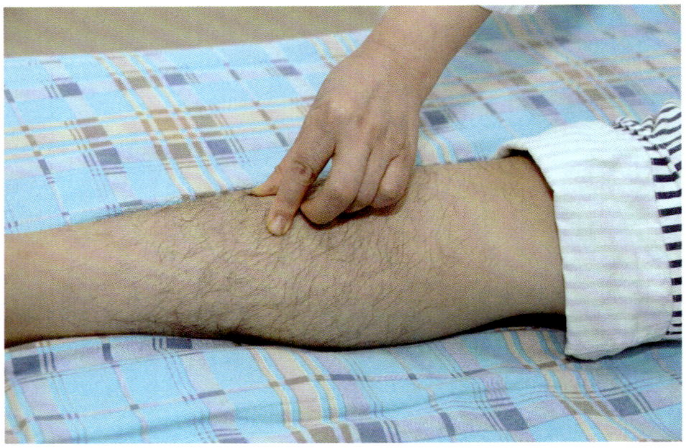

图 7-16 Oppenheim 征检查

（4）Hoffmann 征（霍夫曼征）：检查者用左手握住被检者前臂近腕关节处，右手示指和中指夹住被检者中指，并稍向上提，再用拇指的指甲急速弹刮中指的指甲。如被检者拇指屈曲内收，其余四指末节有屈曲动作，为阳性反应（图 7-18）。

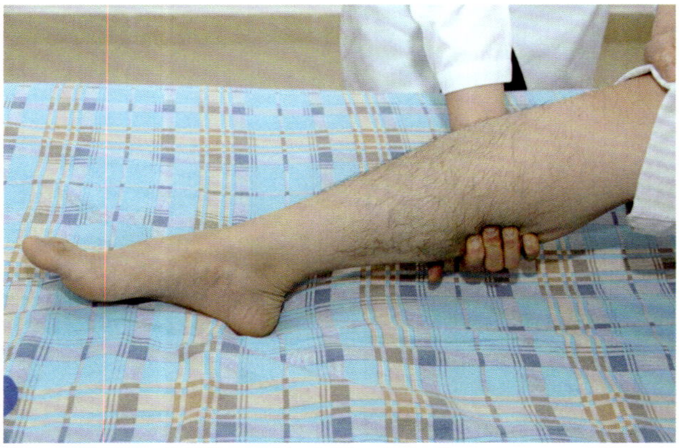

图 7-17 Gordon 征检查

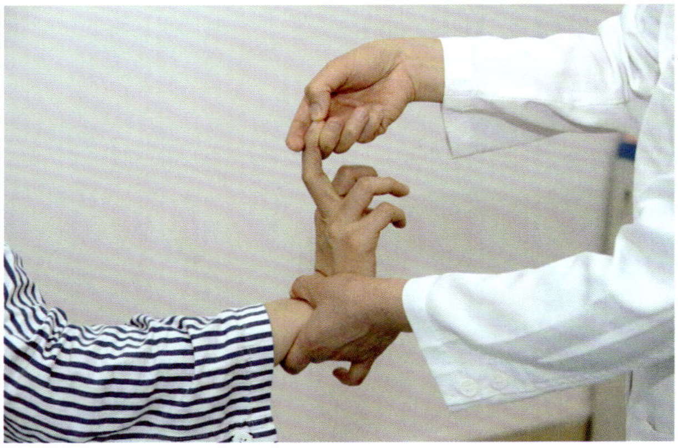

图 7-18 Hoffmann 征检查

（五）脑膜刺激征

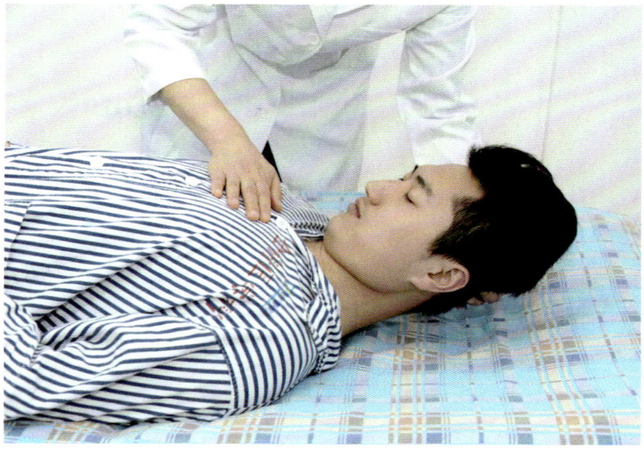

图 7-19 颈强直检查

1. 颈强直：颈强直检查分两部分进行，被检者要去枕仰卧，两下肢自然伸直，颈部放松。首先，检查者左手置于被检者枕部，托扶并左右转动其头部，通过观察或感觉被动运动时的阻力和询问被检者有无疼痛，以了解其是否有颈部肌肉或椎体病变。然后，右手轻按被检者胸前，左手托扶其枕部并做被动屈颈动作，体会被检者颈部有无抵抗感及其程度（图 7-19）。

2. Brudzinski 征（布鲁津斯基征）：被检者仰卧，两下肢自然伸直，检查者左手托住被检者枕部，右手放其胸前，将被检者头部向前屈，若双膝关节与髋关节同时屈曲为阳性（图 7-20）。

3. Kernig 征（凯尔尼格征）：被检者仰卧，检查者用左手固定其膝关节，右手托持被检侧足跟部，屈曲髋关节和膝关节均呈 90°，右手抬高被检者小腿并使其伸膝。如伸膝不超过 135°并出现抵抗，或沿坐骨神经发生疼痛与屈肌痉挛为阳性（图 7-21）。

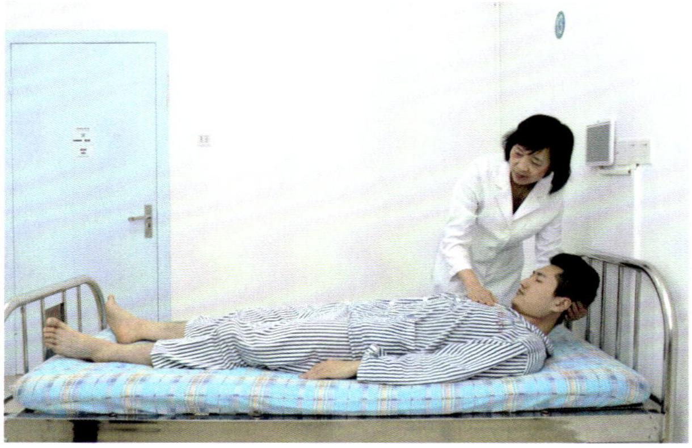

图 7-20 Brudzinski 征检查

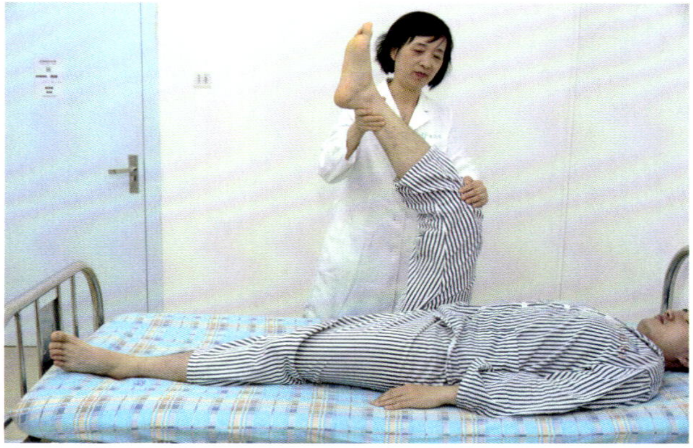

图 7-21 Kernig 征检查

神经系统检查

- 神经系统检查
  - 脑神经检查（一嗅二视三动眼，四滑五叉六外展，七面八听九舌咽，迷走及副舌下全）
    - 嗅神经（课外）
    - 视神经：见视力、视野检查
    - 动眼神经：（支配上睑提肌、上直肌、下直肌、内直肌、下斜肌、瞳孔括约肌、睫状肌）见眼球运动检查
    - 滑车神经：（支配上斜肌）见眼球运动检查
    - 展神经：（支配外直肌）见眼球运动检查
    - 三叉神经
      - 感觉功能
        - 触觉 —— 前额、鼻部两侧及下颌
        - 痛觉 —— 前额、鼻部两侧及下颌
        - 温度觉（课外）
      - 角膜反射 —— 嘱被检者睁眼向内侧注视，以消毒棉絮轻触外侧角膜
      - 运动功能
        - 检查者将双手置于被检者两侧颞肌、咀嚼肌处，嘱被检者做咀嚼动作
        - 一手置于颏下向上用力，嘱被检者做张口动作
    - 面神经
      - 舌前2/3味觉功能：味觉检查（课外）
      - 运动功能 —— 支配面部表情肌：做皱眉、闭眼、露齿、鼓腮或吹口哨动作，观察两侧是否对称
    - 位听神经：见听力检查，其前庭功能检查在专科进行
    - 舌咽神经和迷走神经
      - 运动
        - 询问有无吞咽困难、饮水呛咳、声音嘶哑、鼻音及失声
        - 张口发"啊"音，观察两侧软腭上抬是否有力，双侧是否对称，腭垂是否偏斜
      - 感觉
        - 以压舌板轻触咽后壁两侧，观察其感觉
        - 舌后1/3味觉
      - 咽反射 —— 用压舌板轻触左侧或右侧咽后壁
    - 副神经 —— 支配胸锁乳突肌及斜方肌，嘱被检者对抗阻力做转头及耸肩动作
    - 舌下神经 —— 支配伸舌运动
  - 运动功能检查
    - 随意运动与肌力：按六级分级法（0～5级）记录肌力
    - 肌张力
    - 不自主运动 —— 观察有无震颤、舞蹈征及手足徐动
    - 共济运动
      - 指鼻试验
      - 轮替动作
      - 跟-膝-胫试验
      - 闭目难立征
  - 感觉功能检查
    - 浅感觉
      - 痛觉 —— 大头针
      - 触觉 —— 棉签
      - 温度觉 —— 热水（40～50℃）及冷水（5～10℃）
    - 深感觉
      - 运动觉
      - 位置觉
      - 振动觉 —— 振动的音叉（128 Hz）
    - 复合感觉：检查方法详见神经病学

- **神经反射**
  - 生理反射
    - 浅反射
      - 角膜反射
      - 腹壁反射
      - 提睾反射
      - 跖反射
    - 深反射
      - 肱二头肌反射
      - 肱三头肌反射
      - 桡骨膜反射
      - 膝反射
      - 跟腱反射
  - 阵挛——腱反射极度亢进的表现
    - 髌阵挛
    - 踝阵挛
  - 病理反射
    - Babinski征
      - 仰卧位，下肢伸直
      - 用竹签由足跟开始沿足底外侧向前轻划，至小趾掌指关节处再转向拇趾侧
      - 阳性表现：拇趾背伸，其余四趾呈扇形展开
    - Oppenheim征
      - 用拇指及示指沿被检者的胫骨前缘用力由上向下滑压
      - 阳性表现：拇趾背伸，四趾呈扇形展开（同Babinski征阳性反应）
    - Gordon征
      - 握挤腓肠肌
      - 阳性表现：同Babinski征阳性反应
    - Hoffmann征
      - 左手握住被检者前臂近腕关节处，右手示指和中指夹住被检者中指，并稍向上提，再用拇指的指甲急速弹刮中指的指甲
      - 阳性表现：拇指屈曲内收，其余四指末节有屈曲动作
- **脑膜刺激征**
  - 颈强直
    - 去枕仰卧
    - 托扶被检者枕部并左右转动其头部，了解被检者是否有颈部肌肉或椎体病变
    - 右手轻按被检者胸前，左手托扶其枕部并做被动屈颈动作，体会被检者颈部有无抵抗感及其程度
  - Brudzinski征
    - 做法同"颈强直"检查
    - 阳性表现：若双膝关节与髋关节同时屈曲
  - Kernig征
    - 仰卧位
    - 检查者用左手固定被检者膝关节，右手托持被检侧足跟部，屈曲髋关节和膝关节均呈90°，右手抬高被检者小腿并使其伸膝
    - 阳性表现：伸膝不超过135°并出现抵抗或沿坐骨神经发生疼痛与屈肌痉挛

第八章 全身系统检查

一、教学目的

熟悉并掌握全身系统检查的内容、顺序和方法。

二、教学要求

1. 熟悉各部位的检查内容。
2. 建立以患者为中心和整体观念。
3. 注意按顺序检查和不漏项。
4. 边检查边思维，必要时应与被检者适当交流。
5. 备好白大衣、听诊器、笔记本、记号笔等物品。

三、教学方法

1. 课外反复看全身体格检查录像。
2. 教师讲解注意事项，必要时做示范。
3. 学生两人一组练习，老师指导及纠错。

四、教学内容

被检者多取仰卧位。检查者站在被检者右侧，先做自我介绍，告之查体注意事项。通过简短的交流，消除其紧张情绪。清点体检用品，当面洗手。

（一）一般检查

1. 观察被检者发育、营养、体型、面容表情和体位。

2. 测量体温：取体温计，先检查体温计内水银柱是否已甩至35℃以下，然后把体温计放在被检者左侧腋窝深处紧贴皮肤，并嘱被检者用上臂将体温计夹紧。

3. 检查脉搏：手指并拢，以示指、中指和环指指腹平放在被检者右手桡动脉近手腕处，计数1 min（至少30 s）脉搏搏动次数。比较两侧脉搏是否一致，有无交替脉、奇脉、水冲脉。

4. 观察呼吸：计数胸廓（或腹部）起伏频率，计数1 min（至少30 s），并注意呼吸节律等。

5. 测量右上臂血压：按要求测量血压两次，取其平均值为血压值。

6. 取出体温计，观察刻度后甩下水银。

分别记录每分钟脉搏、呼吸次数，血压和体温。

（二）头颈部检查

1. 头：观察头颅外形、头发，测量头围，检查头颅有无压痛、包块、损伤等。

2. 眼

（1）视力、视野和色觉：用近视力表测视力、粗测视野、色觉检查。

（2）眉毛：观察眉毛分布，有无脱落。

（3）眼睑：有无下垂、水肿。

（4）结膜、巩膜：检查下睑结膜、球结膜和巩膜，翻上眼睑，检查上睑结膜、球结膜和巩膜。

（5）泪囊：检查下睑结膜的同时，用双拇指轻压双眼内眦部下方，挤压泪囊。

（6）眼球：外观、眼球运动和震颤。

（7）瞳孔：双侧瞳孔是否等大等圆，取手电筒，聚光后检查直接、间接对光反射。

（8）集合反射：注视 1 m 以外检查者的示指，示指逐渐向眼球方向移动至距眼球 5 ～ 10 cm 处，观察两侧眼球和瞳孔变化。

3. 耳及颞颌关节：观察双耳廓有无畸形、耳周皮肤情况，触摸耳廓有无结节或触痛，按压耳屏有无压痛，检查外耳道，乳突有无压痛，检查双耳听力。双手分别触诊两侧颞颌关节，并了解运动情况。

4. 鼻：观察鼻外形，触诊外鼻，观察鼻前庭、鼻中隔，鼻腔通气情况。检查上颌窦、额窦、筛窦有无压痛。

5. 口腔：观察口唇、牙齿、牙龈和上腭，观察舌质、舌苔。借助手电筒光和压舌板观察颊黏膜、后面的牙齿、牙龈及口底。嘱被检者张大口并发“啊”音，借助手电筒光和压舌板观察硬腭、软腭、腭垂、扁桃体和咽后壁。

6. 舌下神经：伸舌检查舌下神经。

7. 面神经运动功能：做皱眉、闭眼、露齿、鼓腮或吹口哨动作检查面神经运动功能。

8. 三叉神经：触双侧咀嚼肌检查三叉神经运动功能，用竹签（棉签或牙签）检查三叉神经上、中、下三支的感觉功能。

9. 副神经：嘱被检者对抗阻力做转头及耸肩动作以查副神经功能。

10. 颈部检查：充分暴露颈部，观察颈部皮肤，有无颈静脉怒张、颈静脉搏动，检查颈动脉搏动，先左后右。检查颈椎屈曲及左右活动情况。配合吞咽动作触诊甲状腺峡部及侧叶。触诊左右颈动脉和气管位置。将听诊器放在甲状腺上听诊有无血管杂音。听诊颈部大血管区有无血管杂音，先左后右。

11. 头颈部淋巴结检查：触诊耳前、耳后、枕后、颌下、颏下、颈前、颈后和锁骨上淋巴结。

（三）前、侧胸部检查

1. 胸部视诊：充分暴露前、侧胸部。观察胸部外形、对称性、肋间隙宽度、胸壁静脉有无曲张、乳房及皮肤情况。呼吸运动是否均衡，节律是否规整、对称等。

2. 胸肺触诊：触诊两侧腋窝淋巴结，用右手触诊被检者左乳房，用左手触诊被检者右乳房。用右手触诊被检者左腋窝淋巴结，用左手触诊被检者右腋窝淋巴结。用手掌前部分别触压被检者胸廓左右上、中、下三部位检查有无皮下气肿，并询问被检者有无胸壁压痛。用拇指按压胸骨柄及胸骨体的中、上部，询问被检者有无压痛。双手按压被检者胸廓两侧，检查胸廓的弹性。检查胸廓扩张度（呼吸动度）、语音震颤及胸膜摩擦感。

3. 肺部叩诊：叩诊前胸和侧胸，分辨正常叩诊音。在右锁骨中线、腋中线上叩诊肺下界。

4. 肺部听诊：先听双肺尖，再听锁骨中线上、中、下部，腋前线和腋中线的上、下部，注意两侧对比，有无异常呼吸音、啰音及胸膜摩擦音，查双肺语音共振。

5. 心脏视诊：观察心前区是否隆起，心尖搏动位置、强弱、范围及心前区有无异常搏动。

6. 心脏触诊：触诊心尖搏动、心前区有无震颤及心包摩擦感。

7. 心浊音界叩诊：先叩左界，从心尖搏动最强点外 2 ～ 3 cm 处开始，沿肋间由外向内，由下而上。叩右界则先沿右锁骨中线，叩出肝上界，再于其上一肋间往上叩。分别作标记，然后用直尺测量左右心浊音界各标记点至前正中线的垂直距离，左锁骨中线至前正中线的距离。

8. 心脏听诊：先听心尖部，听诊内容包括心率（1 min）、心律、心音（有无强度改变、心音分裂、额外心音）、有无杂音。然后依次在肺动脉瓣区、主动脉瓣区、主动脉瓣第二听诊区、三尖瓣区听诊，注意心音有无改变、有无杂音及心包摩擦音。

（四）背部检查

1. 视诊：嘱被检者坐起，背向检查者，稍向前倾，暴露背部，观察皮肤、脊柱、胸廓外形及呼吸运动。

2. 触诊：检查者把双手掌平置于被检者背部两侧，对称，约位于第 10 肋水平，双拇指与后正中线平行，使拇指间皮肤松弛，嘱被检者做深呼吸，比较两侧胸廓扩张度。检查者两手掌置于被检者肩胛下区对称部位，请被检者发“yi（衣）”长音，然后两手交换，比较两侧语音震颤是否相等，有无胸膜摩擦感。

3. 叩诊：叩诊双侧肺尖、肩胛间区、左右腋后线、肩胛下区，先左后右，逐一肋间比较叩诊音是否正常。在肩胛线上叩肺下界及肺下界的移动范围。

4. 听诊：在肩胛间区脊柱两侧及左右腋后线、肩胛线自上而下逐一肋间听诊背部。嘱被检者以相同的声音强度发“yi（衣）”长音，在肩胛间区脊柱两侧和肩胛下区听诊，对比两侧语音共振。

5. 脊柱触诊：判断脊柱有无侧弯，按压脊柱棘突及椎旁肌肉直至骶部，询问有无压痛。

6. 脊柱叩诊：用叩诊锤直接叩击胸椎和腰椎棘突，再用间接叩击法叩诊，同时询问有无叩击痛。

7. 脊柱活动度：颈椎活动度和腰椎活动度检查。

8. 检查双侧肋脊点和肋腰点有无触痛、肋脊角有无叩痛。

（五）腹部检查

嘱被检者取仰卧位，充分暴露腹部，屈膝并稍分开，放松腹肌，双上肢置于躯干两侧。

1. 视诊：观察腹部外形是否平坦，视诊腹部皮肤、呼吸运动、腹壁静脉、胃肠蠕动等。

2. 听诊：在脐部听诊肠鸣音 1 min。在脐部、上腹部和下腹部等各区，听诊有无血管杂音。

3. 叩诊：自左下腹开始逆时针方向做全腹部叩诊，叩诊肝上界、肝下界（测量肝上下径），肝区叩击痛检查，脾浊音区叩诊，检查有无移动性浊音。

4. 触诊

浅触诊和深部触诊：从左下腹开始逆时针方向进行全腹浅触诊，按浅触诊顺序再做深部触诊。

压痛点检查：检查 McBurney 点有无压痛及反跳痛。分别触压季肋点、上输尿管点、中输尿管点有无压痛。

脏器触诊：训练被检者做深的腹式呼吸 2 ～ 3 次，在右锁骨中线上单手法触诊肝脏，在右锁骨中线上双手法触诊肝脏，在前正中线上双手法触诊肝脏，做肝颈静脉回流征检查。单手法触诊胆囊并作 Murphy 征检查。双手法触诊脾脏，取右侧卧位再进行触诊。用双手触诊双肾。用单手法自脐部开始向耻骨联合方向触诊膀胱。

液波震颤：被检者用一掌垂直放于腹部中间，检查者以左手掌放于被检者右侧腹壁，右手四指并拢稍屈曲，用指端叩击或冲击左侧腹壁，检查有无液波震颤。

振水音：将听诊器体件置于被检者上腹部（无听诊器的情况下，可以一耳凑近被检者上腹部），以右手指在上腹壁冲击振动胃部，听诊有无振水音。

5. 腹壁神经检查：取棉签分别在腹部上、中、下对称部位检查触觉（痛觉），再沿肋缘下、脐水平、腹股沟上，由外向内轻划腹壁，检查上、中、下腹壁反射。

必要时应做肛门及生殖器检查（练习时不查）。

（六）上肢检查

1. 盖好被子，视诊上肢皮肤、关节、手指及指甲。
2. 触诊指间关节和掌指关节，检查指关节运动，检查上肢远端肌力。触诊腕关节，检查腕关节运动。
3. 触诊双肘鹰嘴和肱骨髁状突，触诊滑车上淋巴结，检查肘关节运动和屈肘、伸肘时的肌力。
4. 检查左上臂内侧肘上 3 ～ 4 cm 处皮肤湿度及弹性。
5. 暴露肩部，视诊肩部外形。触诊肩关节及其周围，检查肩关节运动。
6. 检查上肢触觉或痛觉。进行肱二头肌反射、肱三头肌反射、桡反射及 Hoffmann 征检查。

（七）下肢检查

1. 暴露下肢，视诊双下肢外形、皮肤、静脉、关节、踝部及趾甲。
2. 双手触摸两侧腹股沟有无肿块及疝，触诊腹股沟淋巴结横组和纵组。比较两侧股动脉搏动，并将听诊器体件置于股动脉搏动处，听诊有无枪击音；稍加用力，注意有无 Duroziez 双重杂音。
3. 检查髋关节屈曲、内旋、外旋运动，触诊局部有无疼痛等。
4. 检查双下肢肌力。
5. 视诊及触诊膝关节，嘱被检者屈膝，触摸腘窝淋巴结，检查膝关节屈曲运动，做浮髌试验及髌阵挛检查。
6. 触压胫骨前缘内侧检查有无凹陷性水肿，并作比较。触诊踝关节及跟腱，触诊足背动脉。
7. 检查踝关节背屈、跖屈运动，测双足背屈、跖屈肌力，检查踝关节内翻及外翻运动、屈趾和伸趾运动，做踝阵挛检查。
8. 检查下肢触觉和痛觉。
9. 检查腱反射：先左后右检查膝反射、跟腱反射。
10. 检查病理反射：Babinski 征、Oppenheim 征、Gordon 征。
11. 检查脑膜刺激征：颈强直、Brudzinski 征、Kernig 征。
12. 检查直腿抬高试验（Lasegue 征）。

（八）共济运动

请被检者站立，分别睁眼和闭眼进行指鼻试验、跟-膝-胫试验、双手快速轮替动作和闭目难立征检查等。

（九）步态与腰椎检查

观察步态，检查屈腰、伸腰、腰椎侧弯及旋转运动。

附录 完整病历书写模板

附录1：内科完整病历书写模板

住院病历

科别 心内科	病室 1007	床号 18床	病案号 291235

姓名：王某某　　出生地：广州市
性别：女　　职　业：教师（退休）
年龄：65岁　　入院时间：2021-03-17　08:30
婚姻状态：已婚　　记录时间：2021-03-17　11:30
民族：汉族　　陈述者及可靠性：患者本人（可靠）

主诉：反复心悸10年，活动后气促1年，加重4个月。

现病史：患者于10年前无明显诱因反复出现心悸，无胸闷、气促，无心前区疼痛，无明显加重因素，每次持续3～5分钟，休息后自行缓解。当地医院经心电图等检查诊断为“心绞痛”，给予“丹参滴丸”等药治疗，症状缓解后自行停药。以后上述症状每年发作3～6次，多由体力劳动或情绪激动诱发，每次均就诊于当地医院，给予口服“丹参滴丸”及舌下含服“硝酸甘油”后症状缓解。近1年来，活动后出现气促，休息后可缓解，无心前区疼痛，但心悸症状仍无明显改善。4个月前开始，以上症状逐渐加重，轻微活动（上两层楼）后即感心前区有压迫样疼痛，伴胸闷、心悸、气促。无放射痛，无咳嗽、咳痰等不适。在我院住院治疗，诊断为冠心病（劳力性心绞痛），给予扩血管、抗凝等治疗，症状缓解后出院。出院后上述症状仍反复出现，程度仍较重。为进一步治疗，再次来我院，门诊拟“冠心病（劳力性心绞痛）”收入我科。患病以来，精神、饮食、睡眠尚好，大小便无异常，体重无明显变化。

既往史：既往身体健康，无肝炎、结核等传染病，无外伤及手术史，无药物过敏史，预防接种史不详。

系统回顾：

头颅五官：无视力障碍、耳聋、耳鸣、眩晕、鼻出血、牙痛、牙龈出血及声音嘶哑史。

呼吸系统：无反复咳嗽、咳痰、呼吸困难、咯血、低热、盗汗、胸痛及消瘦史。

循环系统：除上述心悸、胸闷、气促、心前区痛病史外，无发绀、下肢水肿、腹水、头晕、头痛、晕厥及血压增高史。

消化系统：无反酸、嗳气、吞咽困难、呕吐、腹痛、腹泻、便秘、黄疸、呕血及黑便史。

泌尿生殖系统：无尿频、尿急、尿痛、腰痛和血尿，尿量无异常，夜尿2次，无排尿困难，也无血压增高及颜面水肿史。无外生殖器溃疡等。

内分泌及代谢系统：无畏寒、怕热、多汗和乏力，无头痛及视力障碍，食欲正常，无烦渴、多饮、多尿、水肿，也无显著肥胖或明显消瘦及肌肉震颤史。无性格、体重、皮肤、毛发和第二性征改变。

造血系统：无皮肤苍白、头晕、眼花、耳鸣、记忆力减退和心悸，无皮肤黏膜出血和黄疸，无淋巴结和肝脾大及骨骼痛史。

神经系统：无头痛、晕厥、记忆力减退、语言障碍、失眠和意识障碍，无皮肤感觉异常、瘫痪及抽搐。

肌肉骨骼系统：全身肌肉和骨骼无疼痛，无关节红肿、关节畸形、肢体活动障碍，无肌肉痉挛、肌无力和肌肉萎缩。

精神状态：无幻觉、妄想、定向力障碍、情绪异常史。

个人史：生于原籍，无外地居住史，无疫水接触史，无毒物、放射物及有害气体、粉尘接触史，无烟、酒嗜好。无食生鱼史，无冶游史。

月经史：15 岁 $\dfrac{3 \sim 5\text{天}}{28 \sim 30\text{天}}$ 50 岁。停经后白带正常。

婚姻生育史：22 岁结婚，丈夫体健，足月顺产 2 男 1 女，体健，无流产、早产、死胎史。

家族史：父亲、母亲已去世，死因不详。否认家族性遗传病史。

体格检查

体温 36.2℃，脉搏 80 次 / 分，呼吸 20 次 / 分，血压 136/75 mmHg。

一般状况：发育正常，营养良好，神清，自动体位，查体合作。

皮肤黏膜：全身皮肤黏膜无黄染、苍白、紫癜、皮疹、色素沉着，弹性良好，无水肿、皮下结节、瘢痕、溃疡、肝掌及蜘蛛痣。

淋巴结：全身浅表淋巴结未触及。

头颅：头颅大小无异常，无畸形及压痛，头皮无疖、痈、外伤、瘢痕及肿块。头发花白，分布均匀，无脱落。

眼：眉毛无脱落，无倒睫，眼睑无水肿，眼睑无下垂及闭合不全。眼球无突出及凹陷，运动自如。结膜无充血、水肿，巩膜无黄染，角膜透明。双侧瞳孔等大同圆，直径约 3.5 mm，对光反射灵敏，集合反射正常。视力和视野粗测未见异常。

耳：耳廓无畸形及牵拉痛，外耳道无异常分泌物，双乳突无压痛，听力粗测正常。

鼻：外鼻无畸形，无鼻翼扇动。鼻腔通畅，无脓性分泌物，鼻中隔无偏曲。额窦、筛窦和上颌窦均无压痛。

口：口唇无发绀、疱疹及皲裂。齿列齐，无缺齿、义齿及龋齿。牙龈无肿胀、溢脓及出血。伸舌居中，舌质红，舌苔薄白，无舌萎缩。口腔黏膜完整，无溃疡及白斑。咽无充血，扁桃体无肿大，腭垂居中，声音无嘶哑。

颈部：颈软对称，活动自如，气管居中，无颈静脉怒张及颈动脉异常搏动，甲状腺无肿大及震颤，未闻及血管杂音。

胸部：胸廓对称无畸形，无局限性隆起，胸壁未见静脉曲张，无压痛及皮下气肿征。双乳房对称，无压痛及包块，乳头无异常分泌物。

肺部

视诊：胸式呼吸为主，20 次 / 分，节律规整，双侧对称，无三凹征，肋间隙无增宽及变窄。

触诊：呼吸运动不受限，双侧语音震颤及呼吸动度对称，无胸膜摩擦感。

叩诊：双肺叩诊呈清音，双肺下界分别位于锁骨中线、腋中线、肩胛线第 6、8、10 肋间，双侧肺下界移动范围均为 7 cm。

听诊：两肺呼吸音清晰，未闻及病理性呼吸音、干湿啰音及胸膜摩擦音。

心脏

视诊：心前区无局限隆起，未见心尖搏动。

触诊：心尖搏动位于左侧第 5 肋间锁骨中线内侧 1 cm 处，不弥散，未触及抬举样搏动，未触及震颤及心包摩擦感。

叩诊：心浊音界不大，如下表：

右侧（cm）	肋间	左侧（cm）
2	Ⅱ	3
2	Ⅲ	4.5
3	Ⅳ	6.5
	Ⅴ	8

注：左锁骨中线距前正中线 8.5 cm

听诊：心率 80 次 / 分，心律齐，$A_2 > P_2$，心音纯，未闻及额外心音及奔马律，各瓣膜听诊区未闻及杂音，也未闻及心包摩擦音。

周围血管征：无水冲脉及毛细血管搏动征，未闻及枪击音及 Duroziez 双重杂音。

腹部

视诊：腹平坦，无腹壁静脉曲张，未见肠型及蠕动波。脐部未见异常。

触诊：腹软，无压痛，未触及包块，肝脾肋缘下未触及，Murphy 征阴性，无液波震颤及振水音，季肋点、上输尿管点、中输尿管点、肋脊点和肋腰点均无压痛。

叩诊：腹部叩诊呈轻度鼓音，无移动性浊音，肝上界位于右锁骨中线第 5 肋间，肝上下径 10 cm，肝、脾及双肾区无叩击痛。

听诊：肠鸣音 4 次 / 分，无气过水声及金属音，未闻及血管杂音。

外生殖器及肛门：未见异常。

脊柱及四肢：脊柱生理弯曲存在，无侧弯，棘突及椎旁无压痛及叩击痛。四肢无畸形，运动自如，关节无红肿及触痛，浮髌试验阴性。

神经系统：三叉神经、面神经、副神经功能正常。四肢肌力Ⅴ级，肌张力正常。痛、温、触觉及深感觉无异常。角膜反射、腹壁反射和跖反射正常，双侧肱二、三头肌反射正常，桡骨膜反射、膝腱反射、跟腱反射正常，髌阵挛、踝阵挛未引出。Hoffmann 征（－），Babinski 征（－），无颈强直，Brudzinski 征（－），Kernig 征（－）。

辅助检查

2021-03-16 本院冠状动脉造影（检查号：580520）示：左冠状动脉前降支 50% 狭窄，右冠状动脉 40% 狭窄。

病历摘要

患者王某某，女性，65 岁，因“反复心悸 10 年，活动后气促 1 年，加重 4 个月”入院。10 年前出现心悸，在当地医院按“冠心病”给予“丹参滴丸”等治疗，症状缓解。此后，上述症状反复发作。近 1 年来，又出现活动后气促。4 个月前开始，轻微活动后即感心前区有压迫性疼痛，伴胸闷、心悸、气促。在我院住院诊断为“冠心病”，经治疗后好转，出院后仍反复发作。查体：血压 136/75 mmHg，心率 80 次 / 分，心律齐，其余未见明显异常。冠状动脉造影示：左冠状动脉前降支 50% 狭窄，右冠状动脉 40% 狭窄。

初步诊断：

冠状动脉粥样硬化性心脏病

稳定型心绞痛

心功能Ⅱ级

/ 李学成

附录 2：外科完整病历书写模板

住院病历

科别　普通外科　　**病室**　601　　**床号**　6 床　　**病案号**　358666

姓名：黄某　　出生地：广州市
性别：女　　职　业：工人（退休）
年龄：60 岁　　入院时间：2021-03-02　09:30
民族：汉族　　记录时间：2021-03-02　15:30
婚姻状态：已婚　　陈述者及可靠性：患者本人（可靠）

主诉：大便带血伴里急后重 3 月余，加重 10 天。

现病史：患者于 3 个月前无明显诱因开始出现大便带血，呈鲜红色，量不多，血附在便柱表面，并间有便后滴血。大便变细，1 ～ 2 次 / 日，有里急后重感，便前轻度左下腹隐痛，便后缓解。无腹胀、恶心、呕吐，无畏寒及发热。自认为是痔，未予以注意。10 天前开始，大便次数增加至每天 5 ～ 6 次，便后滴血明显增多，每次便后滴血约 5 ml，左下腹隐痛也有所加重。4 天前来我院门诊就医，结肠镜及病理检查提示乙状结肠癌伴结肠多发息肉。今门诊拟乙状结肠癌收入我科。发病以来精神、睡眠、食欲尚好，小便正常，体重无明显变化。

既往史：既往体健，否认肝炎、结核等传染病史，否认高血压、心脏病、外伤及其他手术史，否认药物过敏史，按时接种各种疫苗。

系统回顾

头颅五官：无视力障碍、耳聋、耳鸣、眩晕、鼻出血、牙痛、牙龈出血及声音嘶哑史。

呼吸系统：无发热、咽痛、咳嗽、咳痰、咯血、呼吸困难、胸痛及盗汗。

循环系统：无心悸、胸闷、心前区痛，无发绀、下肢水肿、头晕、头痛、晕厥及血压增高史。

消化系统：无反酸、嗳气、吞咽困难、恶心、呕吐，本次病前无腹痛、腹泻、便秘、里急后重及便血史，无黄疸、腹水、呕血史。

泌尿生殖系统：无尿频、尿急、尿痛、腰痛、血尿、尿量异常、夜尿增多、排尿困难及水肿史，无阴部瘙痒及溃疡史。

造血系统：无乏力、皮肤苍白、头晕、眼花、皮肤黏膜出血、淋巴结肿大和骨骼疼痛史。

内分泌及代谢系统：无畏寒、怕热、多汗、多食、多饮、多尿、水肿、显著肥胖或明显消瘦史，无色素沉着和性功能改变。

肌肉骨骼系统：无关节疼痛、红肿、畸形，无肢体活动障碍、痉挛及肌无力、肌肉萎缩等。

神经系统：无头痛、晕厥、记忆力减退、语言障碍、失眠、意识障碍、皮肤感觉异常、瘫痪、抽搐史。

精神状态：无幻觉、妄想、定向力障碍、情绪异常史。

个人史：生于原籍，无外地居住史，无疫水接触史，无毒物、放射物及有害气体、粉尘接触史，无烟、酒嗜好。无食生鱼史，无冶游史。生活条件良好。

月经史：15 岁 $\frac{3\sim5\text{天}}{28\sim30\text{天}}$ 50 岁。停经后白带正常。

婚姻生育史：22 岁结婚，丈夫体健，足月顺产 1 男 1 女，体健，无流产、早产、死胎史。

家族史：父亲因胃癌于 20 年前去世，母亲健在。否认家族性遗传病史。

体格检查

体温 36.7℃，脉搏 84 次 / 分，呼吸 16 次 / 分，血压 115/60 mmHg。

一般状况：发育正常，营养良好，神志清楚，表情自然，查体合作。

皮肤、黏膜：全身皮肤、黏膜无苍白及黄染，未见皮疹、蜘蛛痣、出血点、瘢痕和结节。

淋巴结：全身浅表淋巴结未触及。

头部：头形正常，头发色黑，有光泽，分布均匀，头部无瘢痕。

眼：眼睑无水肿，睑结膜未见出血点，轻度充血，巩膜轻度黄染，角膜透明。瞳孔等大等圆，对光反射存在，集合反射存在。粗测视力和视野未见异常。

耳：耳廓无畸形，外耳道无异常分泌物，乳突无压痛，听力粗测正常。

鼻：通畅，鼻中隔无偏曲，无流涕，鼻窦区无压痛。

口腔：唇色稍白，牙齿排列整齐，无龋齿、义齿和缺齿，牙龈无红肿溢脓。扁桃体无肿大，咽喉部无充血，声音无嘶哑。

颈部：颈软，两侧对称，活动自如。颈静脉无怒张，颈动脉无异常搏动，肝颈静脉回流征阴性，颈部血管未闻及杂音。气管居中。甲状腺无肿大，未触及震颤，未闻及嗡鸣音。

胸部

胸廓对称无畸形，胸式呼吸为主，节律规整，胸廓无触压痛。乳房扁平、松弛，无硬结。

肺部

视诊：呼吸运动两侧对称。

触诊：两侧呼吸动度均等，双侧语音震颤无明显差别，无胸膜摩擦感。

叩诊：呈清音，肺下界位于右侧锁骨中线第 6 肋间、肩胛线第 9 肋间、左侧肩胛线第 10 肋间，肺下界移动范围 6 cm。

听诊：双肺呼吸音清晰，未闻及病理呼吸音、干湿啰音及胸膜摩擦音。

心脏

视诊：心尖搏动于左侧第 5 肋间锁骨中线内 1 cm 处最明显，搏动范围直径 2 cm。

触诊：心尖搏动于左侧第 5 肋间锁骨中线内 1 cm 处，心前区未触及震颤。

叩诊：心脏浊音界正常（如下表所示）。

右侧（cm）	肋间	左侧（cm）
2	Ⅱ	2
2	Ⅲ	3.5
3	Ⅳ	5
	Ⅴ	7

注：左锁骨中线距前正中线 8.5 cm

听诊：心率 84 次 / 分，心律齐，肺动脉瓣区第二心音亢进，各瓣膜听诊区未闻及杂音，无心包摩擦音。

周围血管征：无水冲脉及毛细血管搏动征，无枪击音及 Duroziez 双重杂音。

腹部

视诊：稍隆起，无腹壁静脉怒张，未见肠型和蠕动波，脐部未见异常。

触诊：腹软，左下腹轻度压痛，无反跳痛，未触及包块。Murphy 征（－），季肋点、上输尿管点、中输尿管点、肋脊点和肋腰点均无压痛。肝、胆、脾、肾未触及。

叩诊：腹部呈轻度鼓音，移动性浊音及液波震颤均阴性。肝上界位于右锁骨中线第 5 肋间，肝上下径 9 cm。肝、脾、肾区无叩击痛。

听诊：肠鸣音 4 次 / 分，较弱，未闻及血管杂音。

外生殖器及肛门：阴毛分布正常，外阴发育正常，无瘢痕及溃疡。无脱肛及痔。

脊柱：弯度正常，未见畸形，颈和腰部活动度正常，棘突及椎旁无压痛及叩击痛。

四肢：四肢无畸形，未见杵状指（趾）、肌肉萎缩及静脉曲张，关节无红肿、压痛，活动不受限，浮髌试验阴性。

神经系统：四肢肌张力无增强或减弱，肌力Ⅴ级。腹壁反射和跖反射正常。肱二头肌、肱三头肌、膝腱及跟腱反射正常，髌阵挛、踝阵挛（－）。Hoffmann 征（－）、Babinski 征（－）、Oppenheim 征（－）、Kernig 征（－）、Brudzinski 征（－）。

专科检查

直肠指诊：患者取左侧卧位，肛周无红肿及压痛，无肛裂及肛瘘，肛门括约肌正常。直肠内未扪及包块，指套退出指尖有少许新鲜血液附着。

辅助检查

2021-02-29：本院结肠镜见距肛门约 16 cm 处有一直径约 3 cm 的菜花状肿块，肠腔无狭窄，结肠镜能通过，肿块近端约 10 cm 处见一黄豆大的短蒂息肉（已钳除），横结肠见一 0.5 cm 直径的扁平息肉（已钳除）。菜花状肿块取活组织病理检查，诊为乙状结肠中分化腺癌；钳除的息肉病理提示腺瘤性息肉。

病历摘要

患者女，60 岁，因大便带血伴里急后重 3 月余，加重 10 天入院。患者 3 个月前开始出现便中带血，鲜红色，量不多，附于大便表面，间有便后滴血，伴里急后重。近 10 天大便由每天 1 ～ 2 次增加至 5 ～ 6 次，便后滴血明显增多，每次便后滴血约 5 ml。左下腹轻度压痛，直肠指诊未扪及包块，指套退出见指尖有少许新鲜血液附着。肠镜见距肛门约 16 cm 处有一直径约 3 cm 的菜花状肿块，肿块近端约 10 cm 处见一黄豆大的短蒂息肉，横结肠见一 0.5 cm 直径的扁平息肉。病理诊断为乙状结肠中分化腺癌及腺瘤性息肉。

初步诊断：

1. 乙状结肠中分化腺癌
2. 结肠多发息肉

/ 伊习森